最先端・老化研究の新常識

老化症状が消える

頭・背中・腰が痛い、舌・唇・手足の指先が痺れる、足がつる

「老化は治せる病気」

市民活動で実証

6つの若返り実践法

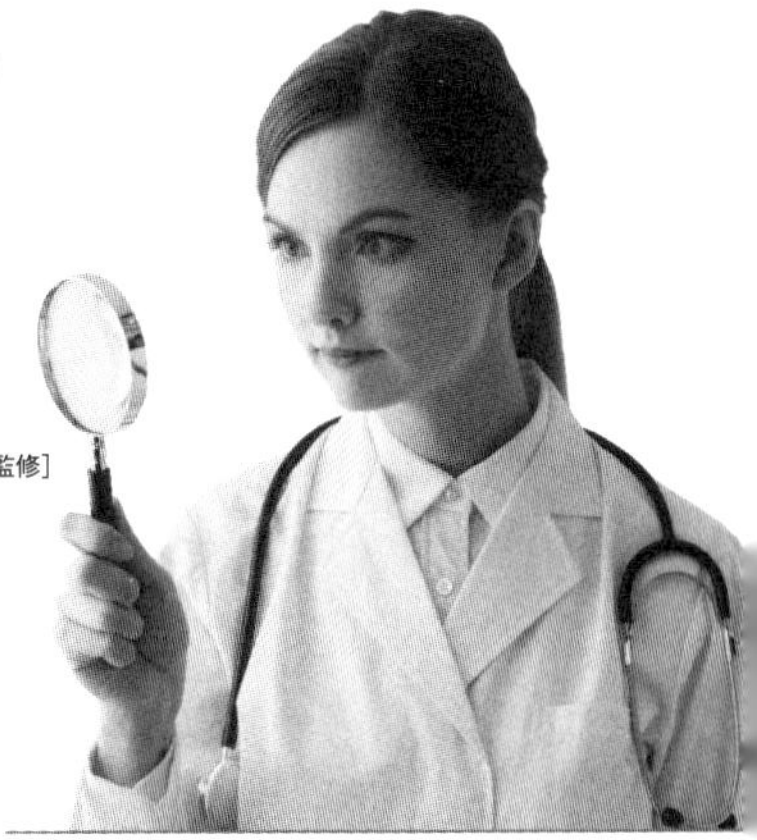

笠井忠夫［著］
アンチエイジング実践会代表

周東 寛［著・監修］
医療法人健身会理事長
医学博士

コスモ21

カバーデザイン◆中村　聡

はじめに

老化防止（アンチエイジング）の輪を広げよう

あなたは、心身が老化していくことに不安を感じることはありませんか。

あなたは、老化して身体が不自由になり、「介護されるようになるのではないか」と不安を感じることはありませんか。

できることなら老化を防止したい、若返りたい、最後まで介護のお世話にならずに人生を全うしたい。誰でもこのように望むにちがいありません。ですから、身体に良さそうな健康情報があると試してみたくなります。

ところが、「いろいろ試してみたけれど続かなかった」とか「寄る年波には勝てないので諦めた」ということも多いようです。

商社マン生活の長かった私（笠井）も、50代を迎えたころからさまざまな身体の不調を感じるようになりましたが、年齢とともに起こる老化現象だから仕方ないと思って過ごしていました。

ところが現役を退き70歳を迎えたころから、少し動いただけでもひどく疲れるようになり、急に老化が進行していることを自覚しました。血圧も高くなり、240にまで達したときは医者から「明日の命も危ない」から即入院しなさいと言われました。

このまま医療と薬に頼って生きるしかないという現実に直面し、私の中に眠っていた何かに火が付いたようです。周囲の同年代の方たちが口癖のように「すぐ疲れる」「日中から眠くなる」「意欲が湧かない」などと言っているのを耳にすると、そんなふうになりたくないと思っている自分がいることにも気づきました。

私の場合は、そこから老化防止へのチャレンジが始まりました。

そもそも、人はなぜ老化するのでしょうか。年齢を重ねるにつれて身体が不自由になっていきます。私も以前はそういうものだと諦めていましたが、最先端の細胞レベルの研究では、「老化は治せる病気である」と考えられ、治療法の研究も進んでいます。

なかでも私が注目したのは、ハーバード大学医学大学院のデビッド・A・シンクレア教授の研究です。くわしくは本文中で紹介しますが、病気の原因には遺伝子の働きを操作している遺伝情報（エピゲノム）が生活習慣などによって変化することがあります。老化という病気も年齢や生活習慣によってエピゲノムが変化することから始まります。

シンクレア教授は、そのエピゲノムに適度なストレスを与えることが老化防止に有効であると述べています。具体例として「食べる量を減らす」「食べる回数を減らす」「運動をする」「寒さと暑さに身体をさらす」などが挙げられています。

私自身も、老化防止の実践に取り入れていますが、顕著な効果があることを実感しています。

従来の病気は「生活の質が下がるような心身の異常が認められる状態」である

と定義され、老化は病気ではないと考えられてきました。

本文でくわしく説明しますが、細胞の新陳代謝が衰え、停止すると老化細胞になります。この老化細胞の増加が老化の正体です。つまり、老化は細胞で異常が起こることから始まっているわけです。ですから最先端の研究では、老化は病気であり、治せる病気であると考えられています。

たとえば、がんを防ぐには、がん細胞の発生と増殖を抑えることが必要で、そのための研究が行われてきました。同じく老化という病気に対しても、老化細胞の増加を防ぐための研究が行われています。

本書は、そうした研究成果を取り込みながら、日常生活で実践できる老化防止と若返りの方法を具体的に紹介しています。私自身、この方法を実践することで75歳を過ぎたころ、それまで感じていた老化症状はほとんど無くなりました。これらはどれも、高齢になると出てくる症状です。

- 白内障が無くなる
- 右耳の耳鳴りが無くなる

・喉の不快感が無くなる
・舌とくちびるの痺れが無くなる
・顔のしわが激減する
・手と腕のしわが激減する
・ふくらはぎがつることが無くなる
・足の指の無感覚が無くなる
・頻尿が無くなる
・おならが無臭になる
・下痢しなくなる
・5分も歩くと疲れていたのが疲れを感じなくなる
・右肩甲骨の筋肉の痛みがとれる
・高血圧も改善される

以前の私ならば、「歳だから仕方ない」と諦めていたかもしれませんが、本書で紹介する老化防止を実践することで82歳を過ぎた今も、老化による症状とは無関係です。体感では、さまざまな身体の不調を感じるようになった50代より若返っています。

老化防止（アンチエイジング）を実践していて、さらにわかってきたことがあります。毎日、同じように実践しているのに身体の調子が悪くなることがあるのです。本文でくわしく説明しますが、いろいろ試行錯誤した結果、その原因は「ヘルスチェーン」が切れていることにあるとわかってきました。

私たちの身体は、さまざまな臓器が複雑に絡み合いチェーンのようにつながって働くことで健康を維持しています。この状態が「ヘルスチェーン」といわれるものです。

このヘルスチェーンのどこかが切れると、身体にさまざまな障害が起こってきますが、老化防止の妨げにもなります。ですから、効果的に老化防止を行うには「ヘルスチェーン」を正常に保っておくことが重要です。その方法は本文で紹介します。

私は共著者であり監修者である周東寛医師との出会いを通して、老化防止のためにもう一つ重要なことがあることを知りました。それは「自然治癒と医療的なケア」の連携です。

私はそれまで、老化という病気は自然治癒することができると考え、そのために有効な食事や運動などを実践していました。それによって、ほとんどの老化現象が消えたことは確かです。ですから、それほど医療に頼る考えはありませんでしたが、さらに年齢が高くなっていっても老化を防ぐことができるのか、明確な展望はありませんでした。

周東先生は、老化という病気を改善するには、身体に備わっている自然治癒を促す生活を続けるとともに、自然治癒を支えているミトコンドリア（細胞内でエネルギーをつくる小器官）の衰えを防ぎ活性化することが必要であると考えています。

そのために有効なホルモンの活性化や薬の利用も含めて医療からのアプローチも必要であると教えてくださいました。

自然治癒を促す生活的な実践とともに医療的なケアを活用することで、老化防止の可能性がさらに高まります。周東医師と共著で出版した本書も、そうした考えに基づいています。

私は現在、埼玉県越谷市で老化防止（アンチエイジング）の実践活動を行っています。2018年には越谷市市民活動支援センターに「アンチエイジング実践会」として団体登録し、多くの仲間たちと、アンチエイジングの知識と実践方法を広め生活習慣病や寝たきりを減らすことで健康長寿社会の実現を目指しています。それが市民一人ひとりの幸せな人生につながることを願っています。

日本全体を見ますと、2021年の65歳以上の高齢者人口は3640万人（総人口の29・1％）です。一方、介護なしに日常生活を送ることができない人口は約650万人で、その多くは老化によるものです。

これに介護する家族を1人として計算しますと、最低でも約1300万人が介護関係者ということになります。この数はさらに増加傾向にありますが、日本の人口は下降線をたどっていますから、介護関係者の割合はさらに高くなっていくでしょう。

老化現象は「歳だから仕方ない」では済まされない状況になっているのです。現役世代をしっかり支えるとともに、老化防止と若返りに取り組むことは、個人の幸せな人生に欠かせませんが、同時に日本社会全体にとっても避けられない課題なのです。

本書の出版を通して、これまで実践してきた先進的な老化防止の実践法を全国の皆さんにお伝えしようと考えた理由のひとつもそこにあります。

アンチエイジング実践会代表　笠井忠夫

老化防止の要はミトコンドリアの活性化と腸管ホルモン「インクレチン」

私（周東）は健康寿命を延ばすことを重視した医療に取り組んできました。

とくに老化症状としては、腰・背中・腰が痛い、舌・唇・手足の指先が痺れる、足がつる、だるくて元気が出ないといった訴えが多くあります。こうした症候は、マッサージや電気治療、温浴、針治療などでも緩和しますが、それでも老化現象はゆっくりと進み、血管の老化、神経の老化、皮膚の萎縮、筋肉の萎縮、骨格の萎縮と脆弱化などにつながっていきます。それには活性酸素や炎症性サイトカインなどが強く関わっていることが知られています。

一方、医学の進歩に伴い、細胞レベルで健康や老化をとらえることにより、老化現象を止めること、若返ることが可能であることも明らかになってきています。それを踏まえて患者さんを診ると、より正確に健康状態を知ることができるのです。

私が特に注目しているのは細胞内でエネルギーを産生するミトコンドリアです。細胞内の核を女王バチとするとミトコンドリアは働きバチのような役割を担っています。このミトコンドリアの質を高め、活性化することが健康の要であり、本書のテーマである老化防止の要なのです。

共著者である笠井忠夫さんは、商社マンとして国際舞台で活躍されましたが、退職後はご自身の身体に起こった老化現象と向き合い、徹底した老化防止に取り組んでこられました。その過程で私のクリニックに来院されましたが、細胞レベルから老化防止に取り組むことがもっとも効果的であるという私の考えに基づき、健康長寿を実現しておられます。

私と出会う前にも、老化を自然治癒させるために有効な食事や運動などに取り組んでおられました。老化防止の本質はミトコンドリアの活性化にあり、そのためには医療的ケアと連携して取り組むともっと効果的であると伝えたところ、すぐに実践に取り入れてくださいました。

現在82歳になっておられますが、体感では50歳のころのようだとおっしゃいながら、越谷市市民活動支援センターの登録団体である「アンチエイジング実践会」の活動を推進しておられます。

東洋医学の考え方に、五臓六腑というものがあります。五臓とは心臓・肺臓・肝臓・腎臓・脾臓のことであり、六腑は胃・小腸・大腸・膀胱・胆嚢・三焦のことです。これらが「臓腑ネットワーク」として、さらに筋肉、骨格、脂肪などの指示系として、血管、神経、リンパなどの伝達系として作用することで健康が維持されると考えられています。

じつは、このネットワークが正常に作用するために重要な役割を果たしているのがホルモンであり、その働きを支えているのがミトコンドリアなのです。そして、本書のテーマである老化防止も、ミトコンドリアの量を増やし活性化することがもっとも重要です。

その仕組みは本文で説明しますが、すぐ実践できることとしては、有酸素運動で筋肉を刺激することがとても効果的です。全身の細胞にはミトコンドリアが存在していますが、筋肉細胞に存在するミトコンドリアは部位によって個性があり、そのことを知っておくと、より効果的にミトコンドリアを刺激できます。

このミトコンドリアの働きにはホルモンや酵素も関与していますが、運動はホルモンバランスを整えるためにも有効です。本書でおすすめしているのは、骨細胞ホルモンと脂肪細胞ホルモンと筋肉細胞ホルモンを増やし、ホルモンバランスを整える運動です。結果としてミトコンドリアの働きを高めることができます。

私は、ホルモンのひとつであるインクレチンの働きにも注目しています。これはインスリン分泌を促進する消化管ホルモンですが、ミトコンドリアの活性化にも重要な働きをしていると思われるからです。

インクレチンが十分に腸管から分泌されるには、腸が正常に機能していなければなりませんし、肥満はインクレチンの分解を促進するので避けるようにします。そうしてインクレチンを増加させるとミトコンドリアの活性が促され、細胞の新陳代謝が活発になり、免疫力も高まって老化を防いでくれます。

ミネラルも必要ですが、なかでも亜鉛はミトコンドリアの源といってもいいミネラルなので、私はしっかり摂取することをおすすめしています。

くわしくは本文で説明しますが、本書がおすすめする老化防止のための6つの若返り実践法の中心はミトコンドリアの活性化にあります。老化を防ぐ段階から若返りを実現する段階に入った医療の最先端の成果も取り込んでいます。

私は本書全体を監修していますが、この本との出会いが、人生100年時代において健康長寿を全うする手助けになることを願ってやみません。

医療法人健身会理事長　周東　寛

最先端・老化研究の新常識「老化は治せる病気」６つの若返り実践法……もくじ

1章　老化は治せる病気である

2章 老化防止に欠かせない7つのポイント

3章 すぐはじめられる老化防止6つの若返り実践法

4章

医療と上手に付き合う

5章

高齢期の生きがいを見つめ直す

付録

ファイトケミカル・スープの作り方

1 章

老化は治せる病気である

老化の仕組みが見えてきた

古いものが次第になくなり、新しいものと入れ替わることを新陳代謝といいますが、私たちの身体の細胞でも同じことが起こっています。古い細胞と新しい細胞の入れ替わりが周期的にくり返されているのです。

ところが、年齢とともに、この周期が長くなり、次第に入れ替わりを停止する細胞（新陳代謝を停止する細胞）が増えてきます。これを老化細胞と呼びますが、この老化細胞の増加が身体の老化の原因になっていることがわかってきています。

細胞の新陳代謝には主に二つの遺伝情報が関係しています。ひとつは親から子へとＤＮＡ（遺伝子）として受け継がれ受け継がれ、生物的な性質を決定している遺伝情報（ゲノム）です。これは基本的に生涯変わることはなく、細胞の新陳代謝もこれによってくり返されています。

もうひとつはエピゲノムです。身体の細胞はみな、同じＤＮＡ（遺伝子）を持っていますが、細胞によってどの遺伝子がどのように働くかは異なっています。その仕組みを担っている遺伝情報をエピゲノムといいます。しかも、これは生まれた後の生活習慣などによって変化することがわかっています。

ガンや糖尿病、高血圧などにはこのエピゲノムの変化が関わっていると考えられていますが、細胞の新陳代謝にもエピゲノムが関係しています。食習慣や運動習慣などの影響でエピゲノムが変化し、細胞の新陳代謝が低下して老化細胞になっていきます。

このことが老化という病気を引き起こし、さまざまな生活習慣病につながっていくと考えられます。

すぐに疲れる、日中から眠くなる、意欲がわかない、回復に時間がかかる……こんなとき、歳だから仕方ないとそのままにしていませんか。そのままにしておくと、さらに、血圧が高い、血糖値が高い、糖尿病……などにつながっていきます。細胞レベルで見ると、こうした老化現象は老化細胞の増加から始まっているのです。

老化は病気であると認識すべき

老化はエピゲノムの劣化により老化細胞の増加することで起こる病気であると考えれば、老化は誰の身体でも起こり得るありふれた病気であることになります。そのような認識に基づき、老化を治療する研究が進んでいます。

ガンや心臓病、アルツハイマー病などには老化が深く関係していますが、老化を防止できれば、それだけこうした病気を予防できる可能性が高くなります。ところが、これまで老化は病気とは認識されてきませんでした。「生活の質が下がるような心身の異常が認められる」のが病気であるという従来の定義からすると、老化現象はこれには当てはまらないと考えられてきたからです。

また、老化を病気扱いにしてしまうと、高齢者のほとんどを病人として対応しなければならなくなり、医療費がますます増えるため、老化を病気の定義からあえて外していたのだと思われます。

しかし、これからは、老化とは新陳代謝を停止した老化細胞の増加による病気であると認識して改善に取り組むべきなのです。それによって、人生100年といわれる今日、人生を最後まで自立して生活できる可能性が高くなりますし、医療費を下げることにもつながります。

世界ではすでに、老化は治せる病気であるとして、実にさまざまな研究が行われています。そのひとつとして、ハーバード大学医学大学院のデビッド・A・シンクレア教授の研究を紹介します。

老化防止のため今すぐできること

シンクレア教授は、老化防止のために今すぐできることとして、エピゲノムに適度なストレス（ホルミシス）を与えることが有効であると述べています。

ホルミシスとは、ある物質が高濃度あるいは大量に用いられると有害だが、低濃度あるいは微量に用いられると逆に有益な作用を示す現象のことです。これはストレスにも当てはまります。ストレスが適度であれば、老化防止に有効であるというのです。「良薬苦し」と同じです。

適度なストレスとは、具体的には次のようなことです。

①食べる量を減らす（カロリー制限）
②食べる回数を減らす（何も食べない時間をつくる）
③運動をする（5〜10分程度のランニングでも効果がある）
④寒さと暑さに身体をさらす

いかがでしょうか。どれも目新しいものではないかもしれませんが、これらを適度に行うことはエピゲノムを正常化し、老化防止に有効であることがわかっています。このことを理解したうえで実践するほうが継続できますし、老化防止につながります。

私（笠井）自身も、これらを継続して行っていますが、老化防止、若返りに顕著な効果があることを実感しています。

老化を防ぐ薬の可能性

表1-1　シンクレア教授推薦の薬・栄養素

- NMN（ニコチンアミドモノヌクレオチド）
- レスベラトロール（赤ワインの抗酸化物質）
- メトホルミン（経口糖尿病治療薬の一つ）
- ビタミンD（カルシウムのバランス、骨の健康）
- ビタミンK2（骨粗鬆症、動脈硬化・心臓病の予防効果）
- アスピリン（炎症抑制効果）

老化を防ぐことができる薬の開発は日進月歩で進んでいます。すでに使用されているものもあります。市販のものと医師の処方が必要なものがありますが、基本的に医師と相談することをおすすめします。

ここでは、シンクレア教授が推薦しているものを中心にリストアップしておきます（表1-1を参照）。私は周東先生の指導を受けながら利用しています。

表1-1にあるNMNはビタミンB群の中に含まれ、体内で長寿遺伝子（抗老化遺伝子）を活性

化することがわかっています。

レスベラトロールは、ポリフェノールの一種で、抗酸化作用をもちます。

メトホルミンは、血糖値を下げる薬です。脂肪を活性化する作用もあります。

ビタミンDは、カルシウムのバランスを整えるのを手伝ったり、骨の健康を保ったりする働きをします。また最近では、免疫力アップ効果や、ガン、糖尿病、自閉症の改善、妊娠しやすい体作りなどへの有効性も報告されています。

ビタミンK2（メナキノン‐7）は、微量でも骨粗しょう症、動脈硬化・心臓病の予防効果が期待されています。

アスピリンは、体温調節中枢に作用して末梢血管の血流を増加させ、熱放散を促進する薬です。また、炎症に関わるプロスタグランジン（生理活性物質）の生合成を抑制して、解熱、鎮痛、抗炎症作用を示します。通常は、関節リウマチ、関節痛、術後疼痛、歯痛、神経痛、腰痛、筋肉痛、打撲痛、痛風、頭痛、生理痛などの痛み、急性上気道炎の解熱・鎮痛、川崎病の治療に使用されます。

老化細胞の増加防止と除去のために適した生活スタイル

本人の血液検査のデータを解析し、本人の遺伝情報（ゲノム）と比較することによって、老化細胞の増加防止と除去のために何を食べたらいいか、どんな生活スタイルが適しているかを知ることができます。

ここでは、先述したシンクレア教授のケースを紹介します。教授が毎日の生活で実践していることを箇条書きにしておきます。私は老化防止に取り組むうえで目安にしています。

---

①砂糖、パン、パスタは控える
②1日2食にしている
③数カ月に一度、数十個のバイオマーカ（生体内の生物学的変化を把握するための情報を数値化、定量化したもの）を検査。基準から外れていたら食か運動

で修正する
④毎日歩き、週末はジムで運動を行い、サウナと冷水に入る
⑤植物性の食品をたくさんとる。哺乳類の食品は避ける
⑥タバコは吸わない
⑦ＢＭＩ（ボディマス指数　肥満度を表す体格指数）の基準値に入るよう生活をコントロールする

私は、これらを取り入れながら自分に合った老化対策に取り組んでいます。現在82歳に達していますが、血圧、血糖値、体温などはまったく正常値ですし、老化を感じることもなく、元気で意欲的な毎日を過ごしています。

自然治癒と医療的ケアの連携で老化防止がレベルアップ

じつは、私（笠井）は70歳を過ぎたころから、老化による病気が顕在化して血

圧が高くなり（最大値は２４０）、降圧剤のお世話になるしかない状態に陥りました。

長年の商社勤めで海外を飛び回っていた50歳過ぎころから私の身体には老化という病気が現れはじめていましたが、これも年齢のせいと思い、そのまま過ごしていました。そんな身体の状態がはっきり悪化したのは、退社してゆったり過ごしていた70歳を過ぎたころからです。

商社マンとしては長年ビジネス一筋に生き、充実した人生を歩むことができた一方、自分の身体のことにはほとんど無頓着でした。食生活は美味しいものに目がなかったですし、酒好きで愛煙家といった日々を過ごしていました。運動もゴルフをするくらいで、意識して行うことはほとんどありませんでした。それでも、身体はなんとかなると思い込んでいたのです。

退職後もその延長のような生活を続けていましたが、70歳を過ぎたころから高血圧になり、降圧剤を飲むようになりました。しかし、こんな薬漬けの生活には耐えられないと思い、できるだけ医療に頼らず何とか自分で自然治癒させる道を探り始めました。

それからは、身体に関する情報を探り、良さそうなことにチャレンジしました。食生活の改善や運動など、納得できたことはどんどん実践しました。その結果、薬なしで血圧は安定し、年齢からくる身体の不調はほとんど感じなくなりました。このままの生活を続ければ老化を克服できそうだと自信を持てるようになっていたのですが、正直それでも身体の不調が起こることがありました。

一度、医療機関で相談してみようと訪れたのが周東先生のクリニックでした。そのとき、周東先生から指摘されたのは、身体の不調は自然治癒することが基本だが、医療のケアも必要だということです。

細胞の新陳代謝が止まって老化細胞が増えることで老化は進みます。食生活や運動などで新陳代謝を活性化し自然治癒を促すことは可能ですが、それをくり返すだけでは老化を防ぎきれないというのです。周東先生の言葉を借りれば「自然治癒をくり返していると、新陳代謝が起こらない細胞（老化細胞）が増加して老化を促進する」ということです。

それまで私が老化を自然治癒の力で克服しようとしていたことは間違っていませんでしたが、周東先生との出会いを通して、老化防止には自然治癒を促す生活と医療的なケアを組み合わせることがもっと効果的であると知りました（自然治癒を高めることで医療的なケア自体の効果も高まります）。

それからの老化防止への取り組みで、82歳を迎えた今、老化による症状からはほとんど解放された毎日を送っています。この間に私の身体に起こった変化は「はじめに」で述べましたが、ここであらためて表1-2にまと

表1-2　私の身体に起こった変化

01	白内障が無くなる
02	右耳の耳鳴りが無くなる
03	喉の不快感が無くなる
04	舌とくちびるの痺れが無くなる
05	顔のしわが激減する
06	手と腕のしわが激減する
07	ふくらはぎがつることが無くなる
08	足の指の無感覚が無くなる
09	頻尿が無くなる
10	おならが無臭になる
11	下痢しなくなる
12	5分も歩くと疲れたが、まったく疲れなくなる
13	高血圧が改善される
14	背中の右肩甲骨の筋肉痛が消える

めておきます。

医療機関での定期的な検査でもすべてが正常値になり、82歳で50歳の若さを手に入れることができたと実感しています。そして、このままの状態でいけば120歳まで生きられるという感覚で毎日を過ごしています。

私のこの体験を自分だけにとどめてはいけないと思うようになり、越谷市を中心に「アンチエイジング実践会」（越谷市市民活動支援センターに団体登録）を発足させました。目標は越谷市がアンチエイジングのモデル都市になることです。

この本の出版も、より広くアンチエイジング実践の輪を広げたいと考えたからです。周東先生に共著者として参加していただくことで、シンクレア教授の理論を土台にして、自然治癒と医療ケアの連携による老化防止の実践書としてまとめることができました。

老いなき世界を目指す

老化という病気を防止できるようになれば、健康寿命が延びて自立した生活を続けやすくなります。それは社会全体にも変化を起こします。

たとえば、介護施設は入所者を抱え込むシステムから、社会的な自立を支援するようなシステムに転換されていきます。

また、経験豊富な高齢者が現役で働き続けることで労働人口の減少を防ぐこともできます。

高齢になったから一方的に支えられることが当然なのではありません。

自立した社会生活を送りたい。

何歳になっても誰かのために生きたい。

そんな人生を最後まで全うしたい。

そういう希望を持って毎日を過ごしたい。

おそらく誰でもそう願っていることでしょう。

それには、「歳を取ったから老化するのは仕方ない」とあきらめず、老化という病気を改善する毎日の積み重ねが必要です。それが人生１００年、１２０年を謳歌して生ききることにつながるはずです。

２章からは、そのために必要な取り組みについて具体的に紹介していきます。

2章

老化防止に欠かせない7つのポイント

1章で老化の主要な原因は老化細胞の増加にあると述べましたが、その結果、健康に生活していくための身体機能が低下し、失われていきます。「あー疲れた」「日中でも眠くなる」「いつも身体のどこかが痛い」「肌の艶がない」「意欲が湧かない」……。それでも、老化のせいだから仕方ないと諦めていませんか。

この本を読んでくださっている皆さんが、もしそんな日々を過ごしているとしたら、今すぐ老化細胞の増加を防ぐことを始めてください。今すぐに、です。

このようなお話をすると、何か難しいことをやるように思われるかもしれませんが、そんなことはありません。本書にある内容を参考にして、生活習慣を少しずつ変えていくだけでいいのです。気づいたら、諦めていた老化現象が消えていることに気づかれるでしょう。

さらには身体年齢が逆流して60代、50代と若返っていき、検査データを見て驚かれるかもしれません。誰より82歳を迎えた私（笠井）自身がそのことを感じる毎日を過ごしています。それは、老化という病気が改善したからです。

そのために実践してほしいポイントは次の6つです。

(1)老化対策にできるだけ早く取り組む

これは1章で述べたことのくり返しになりますが、もう一度確認しておきます。

老化はすべての病気（生活習慣病）のもとになる病気であり、エピゲノムの異常を改善して老化細胞の増加を防ぐことにより、必ず治すことができます。それだけでなく若返ることもできます。

介護を受けるリスクは軽減し、人生をギリギリまで自立して生活できる可能性が高まります。たとえ介護を受けることがあっても、その期間が短くなり、あなたを介護する大切な人の負担を少なくできます。

それには、できるだけ早く老化防止の対策を始めることです。

(2) 食生活では4つのことを必ず避ける

老化細胞の増加につながるエピゲノムを正常化するには、食生活において必ず避けるべきことがあります。それは、「酸化」、「糖化」、「炎化」、「塩化」、「酒化」の5つです。

これらを防ぐための具体的な方法は3章で説明しますが、ここでは要点だけまとめておきます。

①「塩化」を避ける

ここで「塩化」といっているのは、塩分過剰のことです。それが血圧を高くすることはよく知られていますが、老化細胞の増加にもつながります。

国立循環器病研究センター病院の発表によりますと、高血圧は脳卒中や心臓病につながりやすく、高血圧の予防には高血圧を誘引する塩分の制限が有効とされています。

いちばんの対策は塩分を控えめにすることですが、味付けの濃い料理に慣れているほど塩分を減らすと物足りなく感じてしまいます。そこで、出汁を使った味などで慣らしていくと味覚は変わってきます。

どうしてもしょうゆやソース類を使いたいときは、できるだけ直接かけないで小皿に入れ、つけて食べるようにします。また、塩分の高い練り製品やハム、ソーセージなどの加工食品はできるだけ減らしていきます。

②「糖化」を避ける

ここでの「糖化」とは、食べ物からとり過ぎた糖質が体内のたんぱく質と結びついてＡＧＥ（老化促進物質）を発生させ、エピゲノムを狂わせて老化細胞を増やし、組織を劣化させることです。糖尿病の原因にもなります。

いったん体内でＡＧＥが生成されると、生卵をゆで卵にしたあと再び生卵に戻せないように、もとに戻せなくなります。

対応策は、シンプルに糖分の摂取を控えることですが、お茶に含まれるカテキンと、カテキンの吸収を助けるビタミンＢを摂取することで、ＡＧＥを減らすこともできます。

③「油化」を避ける

食べ物を通して、キャノーラ油（菜種油、紅花油、大豆油）などの油が体内に入り酸化すると、体内でヒドロキシノネナールが発生します。ヒドロキシノネナールは、体内の細胞を酸化させ、神経や血管の細胞、さらにあらゆる臓器の細胞を壊します。その結果、臓器の機能を低下させたり、動脈硬化を進行させたりして老化を促進します。

ですから、普段から食べ物に使用されている油を確認し、とくにキャノーラ油の摂取を避けるようにします。

④「酒化」を避ける

ここで「酒化」といっているのは、飲酒のことです。飲酒を続けると肝臓以外にも消化器、神経、筋肉、循環器などさまざまな臓器に障害が起こるリスクが高くなります。厚生労働省も、肝疾患、脳卒中、がんといった生活習慣病と飲酒には関連性があると指摘しています。

飲酒は老化細胞の増加を加速しますので、老化防止のためにもアルコール分の摂取は控えたほうがいいでしょう。

厚生労働省によると、日本での調査結果に加え、欧米人を対象とした調査結果も含めて検討したところ、男性は1日当たりの純アルコール摂取量が10〜19gまで、女性は9gまでがもっとも死亡率が低く、それ以上は摂取量が増えるほど上昇します。

また、通常のアルコール代謝機能を有している日本人の場合、1日純アルコール摂取量の平均は約20g程度とされています。

(3)体の酸化、炎化を避ける

ここでの酸化は、代謝のとき細胞が酸化して（サビて）身体の組織が劣化することです。たとえば血管の細胞で酸化が起こると、高血圧や動脈硬化を発症しやすくなります。

それは、細胞が酸化されるとエピゲノムに異常が起こり、新陳代謝が低下して老化細胞を増加させるからです。その結果、老化という病気が進行し、さまざまな生活習慣病が発症しやすくなります。

細胞の酸化が起こる主な原因は活性酸素ですが、活性酸素を増やす原因は現代の生活環境にあふれています。たとえば、加工食品に含まれる食品添加物（化学物質）やスナック菓子や揚げ物などに多く含まれる脂肪分などを摂りすぎると活性酸素が増えます。過剰なストレスもそうです。

生活習慣病を防ぐには活性酸素への対策が必要であることはよく知られていますが、活性酸素がエピゲノムに異常を起こし、細胞の新陳代謝を低下させて老化細胞を増加させるため、活性酸素対策は老化防止にも大切なことです。

そのための対策としては、活性酸素を増やす食品を減らすことやストレスを軽減することが必要です。それと同時に、細胞の酸化を防ぐ抗酸化食品（ファイトケミカル食品）を積極的に摂取することも必要です。

もうひとつ「炎化」といっているのは、身体が生体防御のために発赤、熱感、腫れや痛みを伴う炎症が起こることです。それが老化細胞の増加につながります。炎化の原因はさまざまですが、食べ物に関しては精製された食品や加工食品、食品添加物、残留農薬などが炎化の原因になります。

対応策は、そうした食べ物を控えることと、炎症を抑え免疫力を高めるファイトケミカル（植物が自身を有害なものから身を守るために作り出した化学成分）を摂取することです。

(4)失われたホルモン分泌を増やす

ホルモンは甲状腺をはじめ、さまざまな臓器でつくられ、全身の機能を調節しています。ところが年齢とともにホルモン分泌量は減少していきます。そのために細胞の代謝機能も低下し、老化細胞の増加を進めます。

ですから、老化防止にはホルモン分泌の活性化も有効です。それにはバランスのとれた食生活と適度な運動がとても効果的です。詳細は3章でお話しします。

(5) たばこは控える

喫煙者は、がんや心臓病、脳卒中、肺気腫、喘息など、特定の疾病の罹患率や死亡率が高いことは、多くの疫学研究などで指摘されています。

老化細胞の増加につながることも容易に推測できます。

たとえば国立がん研究センターは、

「禁煙をして10年が経過すると、喫煙者に比べて肺がんのリスクが半分に低下し、口腔、咽喉、食道、膀胱、頸部、膵臓などのがんリスクも低下する」

と発表しています。

ですから禁煙することがいちばんの対策ですが、わかっていても今までの習慣を一気に変えることが難しいのは禁煙に限らないでしょう。そんなときは、ひとりで頑張らず禁煙外来などの利用も検討してみてください。

(6) 適正体重を維持する

太りすぎも老化細胞の増加につながります。ですから、適正体重を心がけることも老化防止には重要です。

厚生労働省によれば、BMI（Body Mass Index）は肥満度を表す指標として国際的に用いられている体格指数です。

［体重（kg）÷［身長（m）の2乗］

で求めることができます。計算方法は世界共通ですが、基準となる指数は国によって異なります。日本肥満学会では、日本人の場合はBMIが22になるときの体重が適正体重であるとして、以下のように適性体重を計算しています。

適正体重（kg）＝［（身長m）の2乗］×22

たとえば、身長が168㎝ならば、1・68×1・68×22＝62・0928kgとなります。

ただし、ＢＭＩは体重と身長を使って肥満度を計算する方法なので、身長と体重が同じであれば肥満度は誰でも同じになります。しかし、ＢＭＩが同じでも脂肪のつき方や体型は人によって異なることはよくあります。

そこで、別の指標として参考になるのがＷＣＩ（腹囲係数）です。計算式は次のようになります。

ＷＣＩ＝［腹囲（㎝）］÷［身長（ｍ）の2乗］

たとえば、腹囲が76㎝で身長が１６８㎝の場合は

ＷＣＩ＝76÷（1・68の2乗）＝26・927…

となります。判断の目安は、ＷＣＩが30未満なら正常、30〜35未満なら要注意、35以上なら太りすぎなので、この場合は正常です。

このような指数も使って適正体重を維持することが、老化防止につながります。周東先生は、ＢＭＩとＷＣＩの併用で早期の病気治療に有意義な効果が期待できることを学会論文で発表しています。

参考までに、日本人の食事摂取基準（２０２０年）として厚生労働省が公表し

表2-1　高齢者に必要な推定エネルギー量(kcal/日)

性別	男性			女性		
身体活動レベル※	Ⅰ(低い)	Ⅱ(普通)	Ⅲ(高い)	Ⅰ(低い)	Ⅱ(普通)	Ⅲ(高い)
50～69歳	2100	2450	2800	1650	1900	2200
70歳以上	1850	2200	2500	1500	1750	2000

※身体活動レベル:
Ⅰ(低い):生活の大部分が座位で、静的な活動が中心の場合
Ⅱ(普通):座位中心の仕事だが、職場内での移動や立位での作業・接客等、あるいは通勤・買物・家事・軽いスポーツ等のいずれかを含む場合
Ⅲ(高い):移動や立位の多い仕事への従事者。あるいは、スポーツなど余暇における活発な運動習慣をもっている場合

表2-2　目標とするBMIの範囲

年齢	目標とするBMIの範囲
50～69歳	20.0～24.9
70歳以上	21.5～24.9

表2-3　高齢者の1日に必要な3大栄養(たんぱく質・脂質・炭水化物)の摂取量

栄養素		男性		女性	
		50～69歳	70歳以上	50～69歳	70歳以上
たんぱく質(g/日)	推奨量	60	60	50	50
脂質(%)	目標量	20～30	20～30	20～30	20～30
飽和脂肪酸(%)	目標量	7	7	7	7
n-6系脂肪酸(g/日)	目安量	10	8	8	7
n-3系脂肪酸(g/日)	目安量	2.4	2.2	2	1.9
炭水化物(%)	目標量	50～65	50～65	50～65	50～65
食物繊維(g/日)	目標量	20以上	19以上	18以上	17以上

ている高齢者に必要な推定エネルギー量、目標とするBMI、3大栄養素の摂取量を表にしておきます（表2-1、2-2、2-3）。

(7)ヘルスチェーンを修復する

まず、ヘルスチェーンについて説明します。

私たちの身体にはさまざまな機能があり、それらがチェーンのように連動して働くことで細胞の新陳代謝は正常に行われ、健康を維持しています。これが「ヘルスチェーン」と呼ばれるものです。ヘルスチェーンが正常であれば、身体が持っている自然治癒の機能が働き、細胞の新陳代謝が促されます。老化細胞が増加することもありません。

たとえば、自転車のチェーンを想像してみてください。環状の金属が連なったチェーンによってペダルの力が車輪に伝わり、自転車は前に進みます。もし、環状の金属のどれか一つでも切れると、チェーンが切れて車輪は回転しなくなります。

それと同じで、ヘルスチェーンの一部でも切れてしまうと、身体は正常に機能しなくなります。細胞レベルでは、細胞の新陳代謝が止まって老化細胞が増加し、老化が進んでさまざまな病気が顕在化してきます。

このことは老化防止においても重要です。たとえば、せっかく老化防止に取り組んでいても、思ったような効果が得られないという人がいます。また、「食事にはかなり気を付けていますし、栄養のバランスも心がけています。運動もしています。それなのに熟睡できず、身体の調子が悪いのはなぜでしょうか」と聞かれる方もいます。

せっかくバランスのいい食事をしていても、腸からの栄養吸収が悪くなっていたり、酵素やホルモンの働きが低下したりしていると、栄養は細胞に届かず、新陳代謝もうまく行われません。食べ物が消化され吸収されて血液で全身の細胞に運ばれ、代謝されてエネルギーになるというヘルスチェーンのどこかが切れているからです。

こんな人がいました。本人にはまったく自覚はありませんでしたが、老化防止に役立つと思われる実践を続けているのに老化現象は進んでいきます。どこか身体に悪いところがあるかもしれない（ヘルスチェーンがどこかで切れているのかもしれない）と思い、医療機関で診てもらいました。

結果は、いつかはわからないがC型肝炎にかかったことがあり、それが自然治癒していました。しかし、その後遺症で腎臓の機能が低下して排泄されるはずの活性酸素などが再び血管に戻ってしまい、糖尿病を発症させていたのです。

そのためにヘルスチェーンが切れて老化防止がうまくいかなかったのですが、治療してヘルスチェーンが正常になるにつれて、状況は変わりました。

もし、老化防止対策に取り組んでいても思うように体調が回復してこないようなら、ヘルスチェーンが正常に機能しているか、どこかでヘルスチェーンが切れていないかを確認してください。そして問題が見つかったら、早く治療してヘルスチェーンを修復してください。その具体的な方法は3章で説明します。

3 章

すぐはじめられる老化防止6つの若返り実践法

［ファイトケミカル］［6大栄養素］［酵素・補酵素］［運動・ホルモン］［長寿遺伝子・ミトコンドリア］［入浴・睡眠］

健康に関する確かな目安をもつ

老化防止のために有効であると推奨する情報は、巷にあふれています。そのなかから自分の身体に有効な情報を探しだすのはたいへんなことです。試してみるしかないと思い、いろいろと手を出してみますが、期待するような効果は得られず、長続きもしないことがほとんどです。

大切なのは確かな判断の目安をもつことです。そのひとつとして、高齢になっても健康に過ごしている方たちの生活習慣や食事の様子を知ることはとても役立ちます。周東先生は、次のような点を指摘しています。

①朝起きたとき、口の中には雑菌がいっぱい繁殖している。そのまま水を飲んだり食べたりしないで、うがいをし、歯磨きをする（できるだけ歯垢をこすり取る）

②水を飲むときは、冷たい水を飲まないようにし、できるだけ体温に近い白湯を

飲むようにする（新陳代謝を活発にする）

③食べる順番は、まず野菜、次に肉・魚、そして最後に果物・糖質など。また、食べ物が糖類に偏らないようにする（空腹時に糖類をとると、インスリンの分泌が狂いやすい）

④タマネギを必ず食べる

④については、周東先生は酢玉ねぎを推奨していますが、私（笠井）も薄切りにした玉ねぎを酢味にして茶碗半分くらいを毎食食べています。血糖値の上昇を抑えることや、血流の改善、動脈硬化の予防、高血圧の抑制、糖尿病の予防、腸内環境の改善、便秘の改善、ダイエット、疲労回復など幅広い働きがあるといわれています。

もう一つ、自分に有効な健康情報であるかどうかを判断する目安があります。それは、2章で紹介したヘルスチェーンです。たとえば、身体に良い成分を含んでいるという食品情報があったとしても、もしヘルスチェーンが切れていたら、その食品が自分の身体の老化防止に役立つとはかぎりません。健康情報に飛びついてあれこれと手を出す前に、自分のヘルスチェーンを確認することをおすすめします。

老化防止のための確かな実践法

そのうえで、ぜひ試してほしい6つの若返り実践法があります。私は周東医師の指導を受けながら老化防止に役立つことを実証しています。誰でもすぐに取り組めるようになっていますし、毎日続けていくと気になっていた老化現象が消えているのを実感していただけると思います。

①野菜でファイトケミカルを効果的にとる
②6大栄養素（たんぱく質・糖質・脂質・ビタミン・ミネラル・食物繊維）をバランスよくとる
③酵素・補酵素（とくに亜鉛）を含む食べものをとる
④運動でホルモンを活性化する

⑤長寿遺伝子・ミトコンドリアを活性化する
⑥入浴・睡眠の質を高める

では、その一つひとつについて説明していきます。

(I)野菜でファイトケミカルを効果的にとる

ファイトケミカルには抗酸化作用だけでなく、解毒作用、免疫の増強・調整作用が期待できます。ファイトケミカルはセルロース（繊維質）で出来た野菜の細胞膜の中に包まれているため、包丁で刻んだり、ミキサーで粉砕したりする程度では細胞から出てきません。これではファイトケミカルは体内で吸収されません。

ファイトケミカルを効果的にとるには野菜を茹でたほうがいいのです。細胞膜が壊れてファイトケミカルが細胞外に出てくるからです。しかも、ファイトケミカルは熱に強い性質をもっているので壊れません。

食べ方としておすすめなのは、できるだけファイトケミカルを豊富に含む野菜を選び、加熱してファイトケミカル・スープ（野菜スープ）にする方法です。ファイトケミカルの8〜9割がゆで汁（スープ）の中に溶け出してきます。

この食べ方ですと、野菜に含まれるファイトケミカルを効率的にムダなく摂取することができます。生ジュースにもファイトケミカルが含まれていますが、スープに含まれるファイトケミカルには、その数百倍の抗酸化力があるといわれます。

ちなみに、ファイトケミカルを多く含む野菜をスーパーフードといいますが、高価なスーパーフードでなくても、安価に入手できる一般的な野菜をスープにするだけでファイトケミカルを十分とることができます。

ファイトケミカル・スープの具体的な料理法については、巻末にある付録「ファイトケミカル・スープの作り方」を参照してください。

ファイトケミカルの主な働き

ここで、ファイトケミカルの主な働きについて説明します。

ファイトケミカルの主な働きは抗酸化作用、免疫作用、抗がん作用、解毒作用であると述べましたが、これらは炭水化物（糖質）、たんぱく質、脂質、ビタミン、ミネラルの5大栄養素とは異なる働きです。

ひとつずつ見ていきます。

(1)抗酸化作用

呼吸によって体内に取り込まれた酸素の一部は通常より活性化された状態になります。これを活性酸素と呼びますが、過剰になると細胞を酸化して傷つけ、老化細胞を増やします。それが、さまざまな生活習慣病の原因になることもあります。

活性酸素が遺伝子を傷つけてがんを引き起こすこともありますし、血管の細胞が酸化されて硬くなると、高血圧や動脈硬化などの血管障害を招くこともあります。

ファイトケミカルには、このような活性酸素を無毒化し、細胞の酸化を抑える抗酸化作用があります。

表3-1　ファイトケミカルと食品

抗酸化作用を期待できる食べ物
イオウ化合物：ニンジン、ネギ、ニラ、タマネギなど
カロテノイド：ニンジン、ホウレンソウ、トマト、カボチャなど
ポリフェノール：ブドウ、緑茶、大豆、玄米など
解毒作用・抗がん作用を期待できる食べ物
食物繊維：キャベツ、レタス、インゲン、小豆、エンドウ、大豆、アンズ、イチジク、プルーン、バナナなど
オリゴ糖：大豆、てんさい、トウモロコシなど
免疫の増強・調整作用を期待できる食べ物
β-グルカン：キノコ類、酵母類、海藻類、穀類など
フコイダン：コンブ、ワカメ、モズク、メカブなど
ペプチドグリカン：乳酸菌など

(2)解毒作用・抗がん作用

肝臓の解毒作用を高めたり、発がん物質を抑制したり、がん細胞のアポトーシス（自殺死）を促したりする作用がファイトケミカルに認められています。

(3)免疫力の増強・調整作用

免疫細胞の数を増やしたり活性化させたりして、体内に侵入した病原菌やがん細胞などと戦う免疫力を増強・調整する作用が認められています。反対に、強くなりすぎた免疫力を抑制する作用もあります。

ファイトケミカルとしてよく知られている成分は、ポリフェノール、カロテノイド、イオウ化合物、β‐グルカン、フコイダン、ペプチドグリカン、食物繊維、オリゴ糖などです。ここではイオウ化合物、カロテノイド、ポリフェノールを含む主な食品を表にしておきます（表3‐1）。

コラム　野菜の生のしぼり汁とゆで汁の抗酸化力を比較

熊本大学の前田浩先生（熊本大学医学部名誉教授）の研究グループは、各野菜の生のしぼり汁とゆで汁に含まれる成分を取り出し、抗酸化力を比較しました。その結果、ゆで汁には生のしぼり汁のなんと数百倍の抗酸化力があることがわかりました。

図の○印は生のしぼり汁の抗酸化力、●印はゆで汁の抗酸化力を示しています。たとえばニンジンの場合は、生のしぼり汁の抗酸化力を1とすると、ゆで汁の抗酸化力は約100倍でした。これは、スープに溶け出たファイトケミカルがはるかに多いことを示しています。

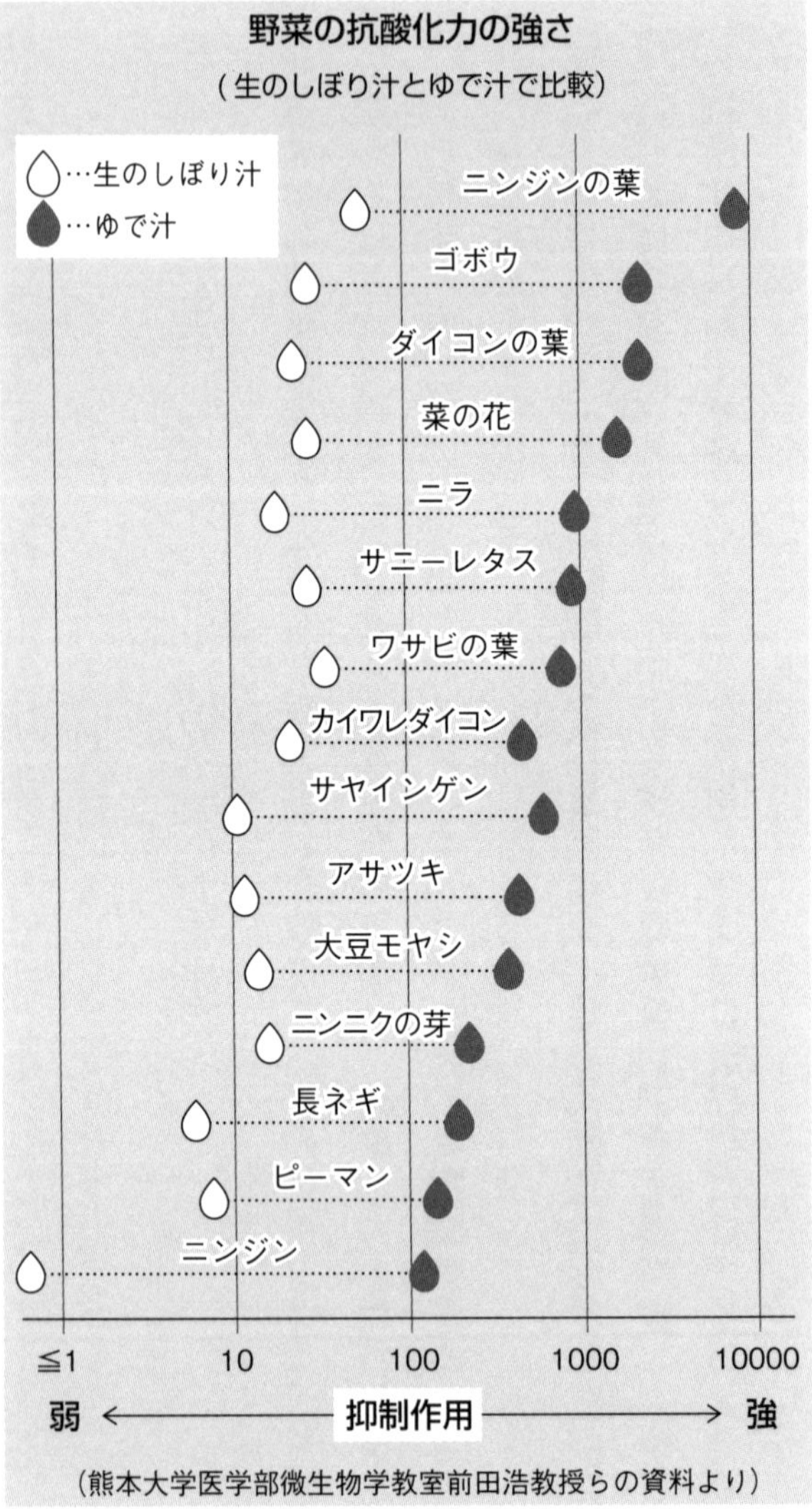

野菜は「熱を加えるとビタミン類が破壊されてよくない」とされ、生のままサラダにして食べるほうがいいといわれてきましたが、抗酸化力については、加

熱してスープにしてから摂取するほうがはるかに効果的であることが明らかになったのです。

（参考：『最強の野菜スープ』　前田浩　マキノ出版）

ファイトケミカルによる発がん予防

じつは、私たちの身体にはもともと抗酸化作用が備わっていますが、残念ながら年齢とともに低下していきます。しかも、偏った食生活や、紫外線、ストレス、過剰な運動など、活性酸素が増える環境の中で生活していると、身体に備わっている抗酸化作用だけでは処理しきれないほど活性酸素が体内に増えていきます。

活性酸素には通常4つの種類があります。「一重項酸素」「スーパーオキシド」「過酸化水素」「ヒドロキシラジカル」です。スーパーオキシドの酸化力はそれほど強くありませんが、増えすぎると毒性の強い活性酸素に変化します。

スーパーオキシドの数十倍の酸化力を持っているのがヒドロキシラジカルです。遺伝子を傷つけて発がんの引き金となる強力なイニシエーター（発がん物質）です。人間の身体は、このヒドロキシラジカルを無毒化する能力を持っていませんが、野菜に含まれるα-カロテンやβ-カロテン、フラボノイドなどのファイトケミカルは、非常に強い抗酸化力を持っていて、ヒドロキシラジカルでも無毒化します。それによって遺伝子を守り、発がんを予防してくれます。

(Ⅱ)6大栄養素(たんぱく質・糖質・脂質・ビタミン・ミネラル・食物繊維)をバランスよくとる

図3-1にあるような6大栄養素+酵素をバランスよくとることで細胞の新陳代謝が活性化します。ただし、老化防止のためには、それぞれの栄養のとり方を間違わないようにすることも大切です。とく大事なポイントを説明します。

①良質なたんぱく質を積極的にとる

たんぱく質は、筋肉や臓器、そして血液、リンパ液、組織液など身体を構成す

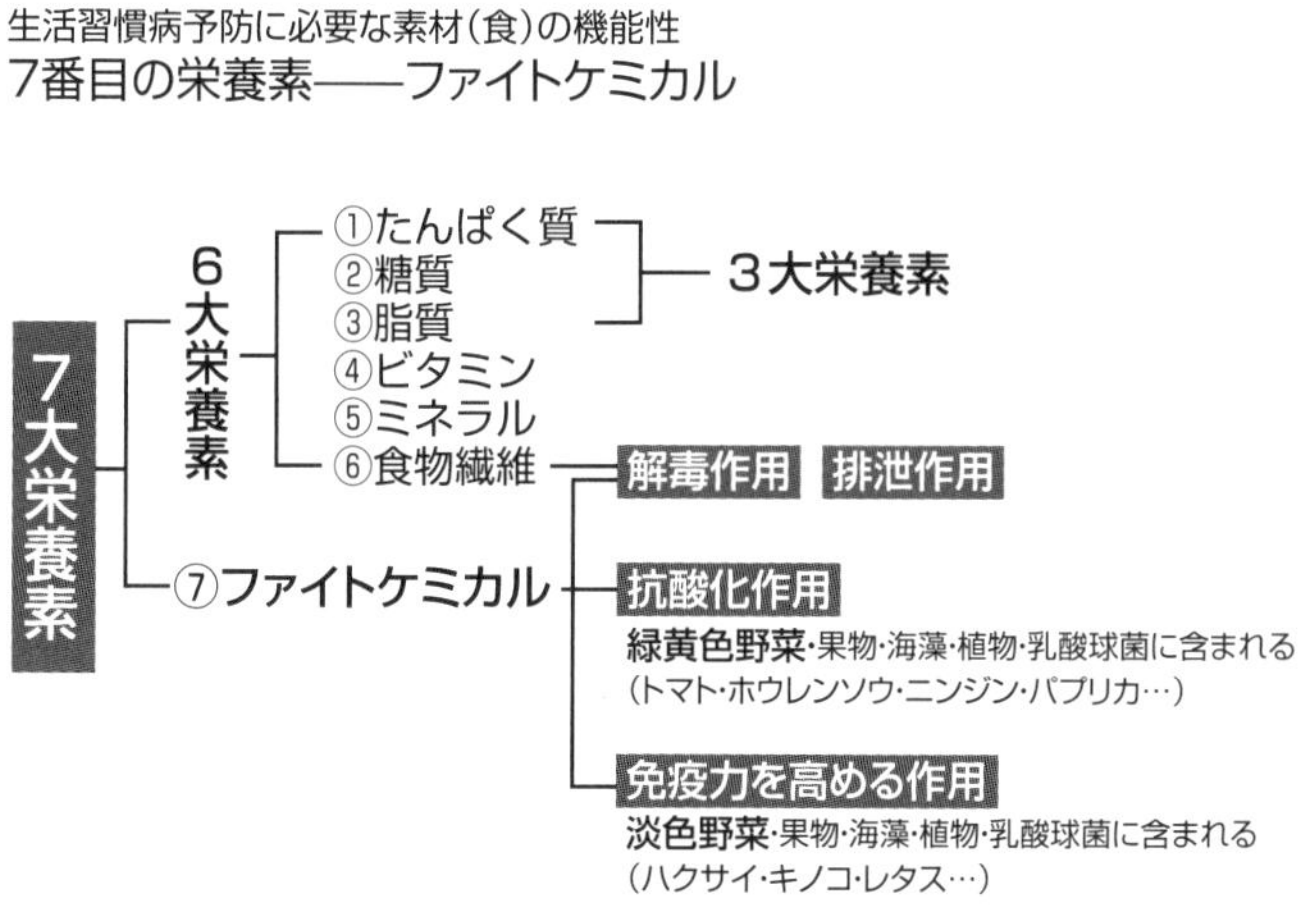

図3-1　ファイトケミカルは7番目の栄養素

る成分として非常に重要なものです。

それだけでなく、たんぱく質はアミノ酸の組み合わせや種類、量などの違いによって形状や働きが異なります。たとえば、たんぱく質によって作られている各種の酵素やホルモン、免疫物質の機能が異なってきます。これには必須ミネラルの働きも重要になります。

日本人の食事摂取基準によりますと、一日に必要なたんぱく質は摂取エネルギーの13～20％が理想とされており、摂取の推奨量の目安は、成人男性は一日60ｇ、成人女性は一日50ｇとなっています。

身体のあらゆる組織はたんぱく質によっ

表3-2　食品ごとのたんぱく質摂取量

1)鶏肉　ささみ	100g	⇒	含有たんぱく質量約25g
2)豆腐	350g	⇒	含有たんぱく質量約20g
3)納豆	1パック	⇒	含有たんぱく質量約7g
4)たまご(半熟)1個	50g	⇒	含有たんぱく質量約6.5g　最大2個まで
5)さんま	100g	⇒	含有たんぱく質量約20g
6)かつお	100g	⇒	含有たんぱく質量約26g

てつくられています。また、たんぱく質は新陳代謝の材料にもなります。そうしたことも含めて、たんぱく質が不足しないように気を付ける必要があります。食事でたんぱく質が豊富に含まれる肉や魚、大豆製品を利用することがおすすめです。

推薦するたんぱく質の摂取量の目安は1日当たり60g程度です。食品ごとの摂取量の目安は表3‐2にあるとおりです。ダイエットなどでたんぱく質の摂取を制限し過ぎると、身体を構成するたんぱく質が不足するのでよくありません。

②炭水化物(糖質)は老化防止の妨げになることもある

先に述べましたように、肥満度を表す指標として国際的に用いられている体格指数がBMIであり、日本人の適正体重は

適正体重（kg）＝［（身長m）の2乗］×22

によって求めることができます。

その体重を維持するためには炭水化物（糖質）をとることが必要であると推奨されてきましたが、老化防止という観点からは、炭水化物（糖質）の摂取を避けるべきだ（炭水化物は必須栄養素ではない）と考えられるようになってきています。

私の経験でも、炭水化物を抜いた食事を続けると、「おならのにおいが無臭化する」、「筋肉痛を抑えられる」といった変化が起こります。

これまでの栄養学では「炭水化物は3大栄養素として必須である」であると考えられてきました。一般的にもそのように認識されてきましたので、このような話を聞かれた読者の皆さんは驚かれるかもしれません。

では、なぜ炭水化物が老化防止の妨げになるといえるのか、その主な理由をまとめておくことにします。

■血糖値が上がる

糖質の多い食べ物を多くとれば血糖値が上がるのは当然です。食後の血糖値の上昇度を示す指標のことをGI値（グリセミック・インデックス）といいますが、血糖値の上昇を避けるため、GI値の低い食材を食べるように推奨しています。しかし、わざわざそんなことをしなくても、炭水化物の摂取量を減らせばいいのです。

■老化促進物質AGEが増加する

先に述べましたように、食事などで過剰に摂取した糖質はたんぱく質と結合して（糖化して）AGE（老化物質）を生成します。この老化物質は強い毒性を持っていて、老化を促進したり、がんを進行させたりします。

いったん体内でAGEが出来てしまうと、もとの糖質とたんぱく質に戻せません。ゆで卵を生卵に戻せないと同じで、不可逆な物質なのです。しかし、このAGEは糖質がなければ発生しませんから、老化防止には炭水化物の摂取をできるだけ減らすことが有効なのは明白です。

ちなみに、カテキンはこのAGEの生成を阻止することができます。そして、ビタミンBはカテキンの吸収を助けます。

■長寿遺伝子サーチュインの活性化を妨げる

長生き遺伝子とも呼ばれ、その活性化によって生物の寿命が延びるといわれるのが長寿遺伝子です。こんな実験データが報告されています。

炭水化物をカロリー制限して育てられた猿と、制限なしで育てられた猿を比較したところ、カロリー制限で育てられた猿のほうが優位に長生きしました。この実験結果からも、炭水化物のカロリー制限をすることで長寿遺伝子が活性化し、寿命が延びることが確認されています。

もちろん、長寿遺伝子を活性化することは老化防止にもなりますから、炭水化物の摂取を抑えることは老化防止対策として有効であることがわかります。

■がん細胞は糖質で増殖する

周東先生は2000年ころから、体細胞が糖化することで起こる現象を「漬物現象（つくだ煮現象）」「ミラー現象」と呼んできましたが、がん細胞はまさしく糖質をエネルギー源として増殖します。日本人の二人に一人が生涯でがんになるといわれますが、がん細胞の増殖を防ぐには炭水化物（糖質）の摂取を抑えることが有効であることは間違いないでしょう。

コラム 炭水化物不要論とは

銀座東京クリニック院長である福田一典氏は炭水化物不要論を提唱しています。その概要は以下のようです。

動物の体の筋肉や肝臓に含まれているグリコーゲン（糖質）は極めて微量です。たとえば牛肉や豚肉の含有率は0％から0・5％程度で、肝臓でも2％から3％です。

トラやライオンのような野生の肉食動物の場合は、摂取栄養素のほとんどがたんぱく質と脂肪なので、さらに少ないことになります。しかし、肉食動物は糖質をほとんど摂取しなくても健康上の問題は起きません。

つまり、人間を含めた肉食動物は、糖質の摂取がほとんどゼロでも生きていけるのです。それは、これらの動物にとって糖質は必須栄養素ではないからです。

人間が生きていくうえで必須の栄養素を挙げますと、以下のようになります。

水、必須アミノ酸（ヒスチジン、イソロイシン、ロイシン、リジン、メチオニン、フェニルアラニン、スレオニン、トリプトファン、バリン）、必須脂肪酸（リノール酸、α - リノレン酸）、ビタミン（ビタミンA、ビタミンC、ビタミンD、ビタミンE、ビタミンK、チアミン、リボフラビン、ナイアシン、ビタミンB_6、葉酸、ビオチン、ビタミンB_{12}）、ミネラル（カルシウム、リン、マグネシウム、鉄）、微量元素（亜鉛、銅、マグネシウム、ヨード、セレン、モリブデン、クロム）、電解質（ナトリウム、クロール、カリウム）と、いくつかの超微量元素です。

ここで福田氏が挙げている必須栄養素のリストの中に糖質は入っていません。

脂質やタンパク質に比べて糖質は少ない酸素消費量でエネルギーを産生できるため、エネルギー源として役立つことは確かです。しかし、糖質でなくても一部のアミノ酸や乳酸、グリセオール（脂肪が分解して出来る）などから肝臓でグルコース（ブドウ糖）がつくられます。それが、糖質のかわりにエネルギー源となります。ですから、たとえ糖質を食事から摂取しなくても、血糖を正常に維持して生きていけます。

エネルギー源として使いやすいので糖質が主食になってはいますが、糖質が無くても人間は生きていけるのです。それが健康を害するという証拠も無いようです。しかも、老化防止には糖質を減らすことがとても効果的です。

③糖質を摂取しなくても脳の働きに支障はない

このように説明したとき、もっとも多い質問は「糖がなければ、脳が働かなくなるのではないか？」というものです。

たしかに、脳の主要なエネルギー源はグルコース（ブドウ糖）です。脂肪酸は血液脳関門（神経細胞への物質供給を制限している仕組み）を通れないので、脳のエネルギー源にはなれません。

しかし、たとえば山で遭難して飢餓状態になっても、何らかの目的（修行や難病治療など）で長期間絶食しても、思考力や記憶力にはほとんど障害はないようです。糖質をまったく摂取できなくても、身体に蓄えた脂肪やたんぱく質から肝臓でグルコースを生成できますし、グルコースが枯渇しても脂肪酸が燃焼するとケトン体（アセト酢酸とβ-ヒドロキシ酪酸）という物質が出来て、これが脳のエネルギー源になります。

ケトン体は細胞膜や血液脳関門を容易に通過します。骨格筋や心臓、腎臓、脳などさまざまな臓器に運ばれ、細胞のミトコンドリアで代謝されてグルコースに代わります。それがエネルギー源として利用されます。特に脳にとっては、グルコースが枯渇したときの唯一のエネルギー源となります。

このように、グルコースを摂取しなくても、脳の働きは正常に維持されるようになっています。

砂糖などの糖類摂取量の増加が、最近の肥満や糖尿病、メタボリック症候群の世界的な増加の原因であることが明らかになっています。そのため、WHOが糖類の1日摂取量の制限を25g以下に厳しく制限する指針を発表しています。

しかし、世の中には、砂糖や糖質の摂取メリットを主張する意見もあります。たとえば、先ほど取り上げた質問のように、「脳や神経系は血液中のグルコースしかエネルギー源にできないので、血糖値（血液中のグルコース量）が一定以上なければ脳の働きは悪くなり、疲れを感じたり、イライラしたり、集中力が低下したりする」という考え方です。

「砂糖はもっとも消化されやすく、グルコースを作り出しやすい食品です。速やかに体内に吸収され、血糖値を上昇させ、脳の働きを活発にさせる」ため砂糖を推奨するという考え方も根強くあります。

しかし、吸収が良いから脳の働きを活発にするという理論は、脳の短期的な作用に目を向けているだけです。インスリン分泌を刺激して肥満や糖尿病、メタボリック症候群、がんなど多くの疾患を増やす有害作用を無視しています。

また、砂糖の摂取過剰が長期的には認知症など中枢神経の変性性疾患を増やすことも明らかになっています。

そのほか、「砂糖は脳内報酬系を刺激して脳に快感を与え、やる気を引き起こすため、砂糖を積極的に摂取すべきである」という考え方もあります。脳内報酬系を活性化するために覚せい剤や麻薬は使えないが、砂糖なら脳内報酬系を積極的に活性化して幸福な気分になることができるというのです。しかし、これは砂糖の摂取を少なくすべきだというWHOのガイドライン（指針）に逆行するものです。

④糖質制限で医療費を確実に減らせる

先ほど紹介した福田一典氏は、糖質摂取について、さらに次のようなことも提示しています。

「糖質制限を実行すれば、肥満や糖尿病、動脈硬化、メタボリック症候群、認知症、がんなど多くの疾患の発症率を低下させることができます。もちろん、老化防止にもなります。

糖尿病に関していえば、『血糖を上げるのは糖質だけだから、糖質を摂取しなければ糖尿病は発症しない』という当たり前のことを実践すれば、糖尿病という病気を確実に減らすことができ、医療費も大幅に少なくできます。しかし、今のような糖質摂取が続く限り、糖尿病を減らすことも、医療費の増大を止めることもできないでしょう。

そもそも、医学が進んでいるのに病人も医療費も増えているのは異常です。国の医療費を減らすことを真剣に考えるのであれば、糖質の摂取を減らすことをもっと啓蒙すべきだと思います。

WHOは、1日の糖類（単糖類と二糖類）の摂取量を25g以下にすべきだと2014年3月に発表しました。「糖質摂取を減らさないと肥満や糖尿病の増加は食い止められない」というWHOの焦りを感じるような指針です。

糖質摂取の増加が人類の健康への悪影響と医療費高騰の原因のひとつになっていることは間違いありません。『糖質制限が人類を救う』と言っても過言でないのです」

⑤脂質（油）は不飽和脂肪酸を優先する

脂質（油）は、私たちが日ごろ口にする食品に含まれています（バターやマーガリン、肉類、植物油など）。そうして摂取した脂質は、体内でさまざまな働きをしています（表３‐３を参照）。

しかし、摂取された脂質が体内でうまく処理されず、肥満や脂質異常を引き起こし、生活習慣病を発症させるという問題も大きくなっています。

このように脂質は３大栄養素のひとつとして重要な役割をもっていますが、食べ物から摂取する場合は、脂質（油）の種類をよく理解しておく必要があります。

脂質は大きく分けて、バターやチーズのように常

表3-3　脂質の主な働き

重要な栄養素のひとつ
脂質は炭水化物やたんぱく質に並ぶ3大栄養素であり、細胞やホルモンなどをつくる
細胞の新陳代謝を支える
細胞膜の結合や心臓細胞の力の源になる。円滑な細胞の新陳代謝を促す
細胞膜やホルモンなどをつくる
細胞膜やホルモン、胆汁などの原料になる

表3-4　脂質と脂肪酸

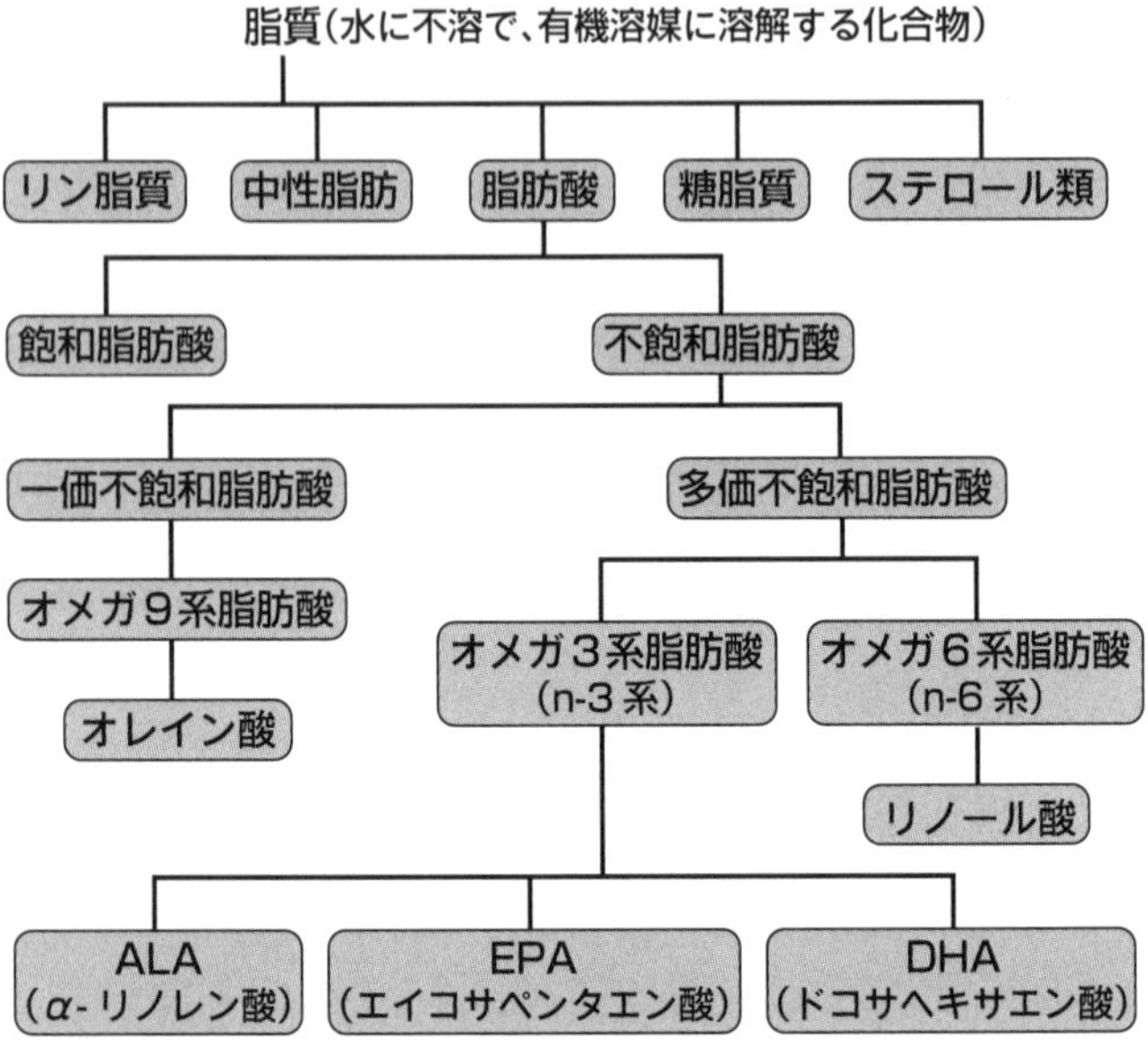

温で固形化しているものと、常温で液体化しているものの2種類に分類されます。常温で固形化しているものは摂取後、血液内で固形化して血管のつまりの原因になる危険性があります。したがって、常温で固形化している脂質（油）は摂取を控えたほうがいいでしょう。

　身体に良い脂質は、常温で液体化している不飽和脂肪酸です。動脈硬化や高血圧の予防、アレルギー症状の緩和、血栓症の予防、アトピー性皮膚炎の緩和、脳の活性化など、さまざまな働きをもっていることがわかっています。

表3‐4にあるように、脂質の中に含まれる脂肪酸には飽和脂肪酸と不飽和脂肪酸があります。健康維持と老化防止には、不飽和脂肪酸を多く含む食品をとることが大切です。

次に、不飽和脂肪酸を多く含む食品と含有する不飽和脂肪酸の種類をまとめておきます。

㋐えごま・亜麻仁・青魚など―オメガ3系脂肪酸

オメガ3系脂肪酸の代表的な脂肪酸がα‐リノレン酸やEPA、DHAです。この脂肪酸は、人体内でつくることができない必須脂肪酸のひとつです。

α‐リノレン酸を多く含む植物はえごま油や亜麻仁油などです。青魚にはEPAやDHAが多く含まれています。α‐リノレン酸は体内に入ったあと、その一部は代謝されてEPAやDHAになります。

オメガ3系脂肪酸の1日の摂取目安は小さじ1杯です。

㋑コーン油（大豆油、綿実油、グレープシードオイル）など―オメガ6系脂肪酸

オメガ6系脂肪酸で代表的な脂肪酸はリノール酸です。リノール酸も人体内でつくることができない必須脂肪酸のひとつです。コーン油（大豆油、綿実油、グレープシードオイル）などに多く含まれています。

オメガ6系脂肪酸の1日の摂取目安も小さじ1杯です。

㋒ひまわり油（ハイオレックタイプ）」・オリーブオイル・べに花油─オレイン酸

オメガ9系脂肪酸で代表的な脂肪酸はオレイン酸です。この脂肪酸は食べ物からとり入れることができますし、体内でも合成されます。オレイン酸には血中の善玉コレステロールを減少させることなく、悪玉コレステロールを減少させる効果があります。

多く含むのはひまわり油、オリーブオイル、べに花油などです。

オレイン酸の1日の摂取目安も小さじ1杯です。

以上のことを踏まえたうえで、毎日の食事において、どのように脂質（油）をとったらいいか、ポイントをまとめておきます。

・固まらない不飽和脂肪酸（とくにオメガ3、6、9系脂肪酸）を、1日小さじ

1杯を目安にとる

・霜降り肉や肉の脂身、ラード、バターなど固まる脂質（ココナッツオイルは除く）はなるべく避ける

・酸化した油とトランス脂肪酸は大敵。たとえば使い古した油や加工されえた植物油（食用精製加工油脂や植物性加工油脂など）、ショートニングなどは極力摂らない

・青背魚や赤身の魚を積極的にとる

⑥抗酸化力が強いビタミンを摂取する

ビタミンが私たちの身体に欠かせない大切な働きをしていること、そしてビタミン不足が老化を加速することがわかっています。ここではビタミンのなかでも抗酸化力が非常に強いビタミンEと、その働きを助けるビタミンB、ビタミンCをいっしょにとる方法に絞ってお話しします。

脂溶性ビタミンであるビタミンEは、脂質とともに腸管から吸収され、リンパ

管を経由して全身の細胞に行き渡ります。細胞では、細胞膜を構成する不飽和脂肪酸や他の脂溶性成分が酸化して過酸化脂質になるのを防ぎます。それによって細胞の酸化を防ぐため、老化防止の効果も期待できます。

たとえば、ビタミンEが血管の細胞で働くと、血管の健康を保つとともに、血中のLDLコレステロール（増えすぎると悪玉コレステロールになり、動脈硬化を発症させる）の酸化を抑制したり、赤血球の破壊を防いだりすることが知られています。

ビタミンEは、脂質とともに腸管からリンパ管を経由して全身に運ばれますが、その大部分は、もっとも生理作用の強いα‐トコフェロールとして存在します。厚生労働省の食事摂取基準では、1日に必要なビタミンEの摂取量はα‐トコフェロールの目安量で示されています。それによれば、1日小さじ2杯（10・8㎎）です。

含有食品は植物油やナッツ類、さらにほうれん草やカボチャ、ブロッコリーなどです。調理方法については、ビタミンEは熱に強いビタミンなので、野菜のス

表3-5　高齢者に1日に必要なビタミンの栄養摂取量

ビタミンの種類	栄養素		男性		女性	
			50〜69歳	70歳以上	50〜69歳	70歳以上
脂溶性ビタミン	ビタミンA(μgRAE/日)	推奨量	850	800	700	650
	ビタミンD(μg/日)	目安量	5.5	5.5	5.5	5.5
	ビタミンE(mg/日)	目安量	6.5	6.5	6	6
	ビタミンK(μg/日)	目安量	150	150	150	150
水溶性ビタミン	ビタミンB_1(mg/日)	推奨量	1.3	1.2	1	0.9
	ビタミンB_2(mg/日)	推奨量	1.5	1.3	1.1	1.1
	ビタミンB_6(mg/日)	推奨量	1.4	1.4	1.2	1.2
	ビタミンB_{12}(μg/日)	推奨量	2.4	2.4	2.4	2.4
	葉酸(μg/日)	推奨量	240	240	240	240
	パントテン酸(mg/日)	目安量	5	5	5	5
	ビオチン(μg/日)	目安量	50	50	50	50
	ナイアシン(mgNE/日)	推奨量	14	13	11	10
	ビタミンC(mg/日)	推奨量	100	100	100	100

(参考:日本人の食事摂取基準・2020年版　厚生労働省)

ープとしてとるのがおすすめです。煮汁に溶け出したファイトケミカルとともにビタミンEをとることができます。

ビタミンBについては、主にサプリメントでとるようにします。1日の摂取量の目安は180㎎です。また、ビタミンCについては、サプリメントとか、緑黄野菜やフルーツなどでとるようにします。1日摂取量の目安は100㎎です(表3-5を参照)。

⑦ミネラルをバランス良くとることも大切

ビタミンと同じく微量栄養素であるミネラルも、身体の機能をサポートしたり身体の構成成分になったりする大切な栄養素で

表3-6　高齢者が1日に必要とするミネラル摂取量

ミネラルの種類	栄養素		男性		女性	
			50〜69歳	70歳以上	50〜69歳	70歳以上
多量ミネラル	ナトリウム（食塩相当量）（g/日）	目標量	8.0未満	8.0未満	7.0未満	7.0未満
	カリウム（mg/日）	目標量	3000以上	3000以上	2600以上	2600以上
	カルシウム（mg/日）	推奨量	700	700	650	650
	マグネシウム（mg/日）	推奨量	350	320	290	270
	リン（mg/日）	目安量	1000	1000	800	800
微量ミネラル	鉄（mg/日）	推奨量	7.5	7	6.5	6
	亜鉛（mg/日）	推奨量	10	9	8	7
	銅（mg/日）	推奨量	0.9	0.9	0.8	0.7
	マンガン（mg/日）	目安量	4	4	3.5	3.5
	ヨウ素（μg/日）	推奨量	130	130	130	130
	セレン（μg/日）	推奨量	30	30	25	25
	クロム（μg/日）	目安量	10	10	10	10
	モリブデン（μg/日）	推奨量	25	25	25	20

（参考:日本人の食事摂取基準・2020年版　厚生労働省）

す。たとえば、女性の場合は骨粗しょう症の予防にカルシウムを意識して摂取する必要があります。また、亜鉛はたんぱく質の生成に必須であり、皮膚の健康や免疫機能、体調を整えるためにも大切です。1日の摂取適正値は100〜130mg、サプリメントだと2錠（1錠＝15mg）が目安です。

ミネラルの摂取量については、厚生労働省が食事摂取基準を公表していますから、これも参考にして積極的に摂取してください（表3-6を参照）。

なお本書では、1食につき生わかめ25gを野菜のスープに入れて摂取することをおすすめしています。これで十分ミネラルを摂取することができます。

⑧食物繊維も積極的に摂取する

以前は、消化されず役に立たないものと考えられていましたが、その後、腸内環境を整えて便通をよくする、食後の血糖値の上昇を抑えるなど高い生理作用をもつことがわかり、6番目の栄養素として組み込まれました。

食物繊維の摂取量についても、厚生労働省が食事摂取基準を公表していますから、これも参考にして積極的に摂取してください。先ほどミネラル摂取について、本書では1食につき生わかめ25gを野菜のスープに入れて摂取することをおすすめしているとお話ししましたが、野菜とわかめで十分な食物繊維も摂取できます。

ⅲ老化防止を促す酵素をとる

体内では消化や代謝など、さまざまな化学反応が起こっています。その反応を

引き起こす触媒として作用しているたんぱく質が酵素です。その種類は数え切れないほど多くありますが、共通している特性は

・すべての酵素はそれぞれ特有の役割を持っている

・機能できる環境条件（温度やpHなど）が決まっている

ことです。

まず、ヒトの体内では実にさまざまな化学反応が行なわれていますが、酵素は特定の化学反応にしか触媒として作用しません。たとえば、たんぱく質を分解する化学反応を起こす酵素は、そのことにしか作用しません。でんぷんや脂質を分解する化学反応を起こす酵素も同じです。これを酵素の特異性と呼びます。

すでにわかっているだけでも約５０００種類の酵素があるといわれています。

もう一つは、酵素は限られた環境条件下でしか働かないということです。ヒトや動物の体内で働く酵素は、摂氏35度から40度の温度でもっともよく働きます。さらにpH（水溶液の酸性、アルカリ性の程度を表す単位）に関しても、それぞれの酵素は、ある特定のpH値の範囲でしか働くことができません。

表3-7　3大消化酵素

プロテアーゼ（たんぱく質分解酵素）

働　　き：胃液に含まれる酵素で、たんぱく質をアミノ酸に分解する
含有食品：麹、納豆、玉ねぎ、塩辛、パイナップル、パパイア、いちじく、キウイ、プルーン、りんご、ゴーヤ、メロンなど

アミラーゼ（炭水化物分解酵素）

働　　き：唾液に含まれる酵素で、炭水化物をブドウ糖に分解する
含有食物：大根、キャベツ、山芋、かぶ、バナナ、生姜、キウイ、パプリカ、梨、麹菌など

リパーゼ（脂肪分解酵素）

働　　き：すい液に含まれる酵素で、脂肪を脂肪酸に分解する
含有食物：納豆、大根、人参、アシタバ、セロリ、ホウレンソウ、カリフラワー、ラディッシュ、キュウリ、ズッキーニ、トマト、ピーマン、赤パプリカ、黄パプリカ、カボチャ、イチジク、グレープフルーツ、サクランボ、ナシ、プラム、味噌、漬物、甘酒、チーズ、アボカド、イチゴ、オレンジ、スイカ、セロリ、トマト、柑橘類、トウモロコシなど

※日常よく食する納豆と大根には、たんぱく質と炭水化物と脂肪を分解できる食物酵素（消化酵素）が含まれています。

ヒトの体液の平均pH値は7・35〜7・45ですが、多くの酵素は中性（pH7）付近でもっともよく働きます。しかし、同じ身体の中でも胃酸により強い酸性になっている胃の中でたんぱく質を分解する酵素ペプシンは、pH2という非常に強い酸性下でもっとも活発に働きます。中性付近では、ほとんど働きません。

消化酵素の働き

このような特性をもつ酵素ですが、体内にある「体内酵素」と外

部から食べ物を通してとり入れる「体外酵素」という二つのタイプに分けることもできます。さらに、体内酵素でよく知られているのが「消化酵素」と「代謝酵素」であり、体外酵素としてとくに知られているのが「食物酵素」です。

これらのなかで特に大事な酵素が消化酵素です。胃や膵臓、小腸などの消化器官から分泌され、食べたものを消化し、腸で吸収されるのを促します。しかし、消化酵素が体内でつくられる量は限られており、分泌量は20代をピークに徐々に減っていきます。ですから、食物酵素として補う必要があるのです。

消化酵素は、たんぱく質を分解する酵素と、炭水化物を分解する酵素、脂肪を分解する酵素の3つに大きく分けられます。それぞれの働きと含有食品を表3-7にまとめておきますので、参考にしてください。

そもそも生命活動には酵素が不可欠

主に消化酵素についてお話ししましたが、それ以外の酵素も含めて体内には約5000種類の酵素が存在します。

体内では生命を維持するために実に多様な作用が行われています。腸で吸収された栄養素からエネルギーを作り出す作用、体内の有害物質を処理し尿などと一緒に排泄する作用、身体の成長を促す作用、免疫反応、身体のさまざまな機能のバランスを調節する作用……。そうした生命活動のすべてに酵素は関与しているのです。

ですから、酵素が体内で作りだされる量が少なくなると、身体の働きのどこかに障害が起こる可能性が高くなります。

酵素はたんぱく質で合成されますが、それは遺伝子の情報に基づいて行われます。ところが、歳を取るにつれてその合成力が衰えるため、高齢になるほど酵素は減ってきます。その結果、消化や代謝などの機能が弱くなります。

それを補うために重要なのが、食物酵素を積極的にとって体内酵素を補うことです。しかも、歳を取るほど大切になります。

ただし、酵素はたんぱく質で出来ているので、食べた魚や肉のたんぱく質が体内でアミノ酸に分解されるのと同様、口から入ってきた食物酵素の一部もアミノ酸に分解されてしまいます。そのアミノ酸は他のアミノ酸と同じく身体を作る材料として利用されます。

したがって、食物酵素をとってもそのまま体内で酵素として働くとは限りません。酵素サプリメントをとれば、そのまま身体に酵素を補給できるという考えは科学的根拠に欠けます。

しかし、大根に含まれるジアスターゼなどのように、体内で食べ物の消化を助ける酵素もあります。こうした酵素をとることで、栄養素の吸収率が上がる可能性は十分にあります。

とくに高齢になるほど、こうした酵素を含む食べ物をしっかりとるように心がけると老化防止に役立ちます。必要な体外酵素と体内酵素の総和は常に一定ですから、食事でとる体外酵素が増えれば、その分だけ体内酵素の消耗を節約できますし、体内酵素の働きは効率化します。

たとえば野菜で食物酵素をとる場合、酵素は熱に弱いので常温のまま食べるほうがいいのですが、細かく切るとか、大根おろしのようにすりおろして食べると、細胞膜が壊れて酵素をとり込みやすくなります。

酵素の働きを助ける補酵素も大事

それでも体内酵素は不足しやすいのですが、ありがたいことに酵素の働きを助ける栄養素があります。これは補酵素というもので、主にはビタミンやミネラルなどです。ビタミンの補給についてはさきほど述べましたので、ここではミネラルの補給についてお話しします。

ミネラルは体内でつくることができない微量栄養素ですから、食べ物でとらなければなりません。とくに身体に必ず必要なミネラルである「必須ミネラル」（16種類）をしっかりとることが必要です。

ミネラル類を豊富に含む身近な食品といえば海藻です。カルシウムやマグネシウム、カリウム、鉄、銅、クロム、ヨードなどさまざまなミネラルが含まれています。安価で手ごろに入手できることもミネラル補給の食材として適しています。一日10〜15ｇを目安に、毎食少しずつとるように心がけましょう。

また野菜にもたくさんミネラルが含まれています。野菜のスープはファイトケミカルとともにミネラル摂取にもなるのでおすすめです。

亜鉛は補酵素として必要不可欠

ミネラルのなかで亜鉛とマグネシウムの補酵素としての働きが注目されています。とくに亜鉛は、酵素やホルモン、免疫抗体をつくる原料になりますし、生命活動で重要な役割を担っているミトコンドリアの活動に関わる酵素を助ける補酵素としても重要です。その意味では、亜鉛はミトコンドリアの源といってもいいくらいです。

そのほかに、亜鉛は味覚を正常に保つために必要ですし、皮膚や粘膜の健康維持を助ける働きがあるため、粘膜を改善する薬にも含まれています。すでに臨床の場でも利用されています。また、治りが悪い認知症やパーキンソン病や神経疾患などに対して亜鉛を投与すると、それまでの治療では得られなかった改善傾向が認められたという症例も報告されています。

さらに、インスリン分泌が悪い糖尿病患者に対して亜鉛を投与したところ、改善が認められたという症例や、慢性貧血で治りが悪かったが亜鉛の投与で改善傾向が認められたという症例、腎機能低下や慢性肝炎に対して酸素と亜鉛を投与したところ改善が認められたという症例、視力低下、難聴耳鳴り、慢性鼻炎、慢性の口内炎、尋常性痤瘡、ニキビのように感染する肌荒れなどが亜鉛の投与で改善したという症例なども出てきています。

一方、うつ病、自律神経失調症、不眠症などに亜鉛の不足が関係していることがわかっています。補酵素として働くことで消耗されてしまうからだと思われます。

このように亜鉛はミネラルのなかでも重要な役割をもっていますが、その分不足しやすいので、普段から意識して摂取する必要があります。

亜鉛の健康効果と食事摂取基準を表にまとめておきますので参考にしてください（表3-8、3-9）。

表3-8　亜鉛の健康効果

◎味覚を正常に保つ
◎成長を促す
◎抜け毛や薄毛を予防する
◎生殖機能を維持する
◎二日酔いを予防する
◎生活習慣病を予防する
◎活力を高める
◎肌や爪の健康を維持する

表3-9　亜鉛の食事摂取基準(mg／日)

年齢	男性				女性			
	推定平均必要量	推奨量	目安量	耐容上限量	推定平均必要量	推奨量	目安量	耐容上限量
0～5(月)	―	―	3	―	―	―	2	―
6～11(月)	―	―	3	―	―	―	3	―
1～2(歳)	3	3	―	―	3	3	―	―
3～5(歳)	3	4	―	―	3	4	―	
6～7(歳)	4	5	―	―	4	5	―	―
8～9(歳)	5	6	―	―	5	5	―	―
10～11(歳)	6	7	―	―	6	7	―	―
12～14(歳)	8	9	―	―	7	8	―	―
15～17(歳)	9	10	―	―	6	8	―	―
18～29(歳)	8	10	―	40	6	8	―	35
30～49(歳)	8	10	―	45	6	8	―	35
50～69(歳)	8	10	―	45	6	8	―	35
70以上(歳)	8	9	―	40	6	7	―	35
妊婦(付加量)					+1	+2	―	―
授乳婦(付加量)					+3	+3	―	―

ⅳ運動でホルモンバランスを整える

健康に過ごすにはホルモンバランスも大切

ホルモンは内分泌腺という器官でつくられる重要な情報伝達物質です。血液の中を移動して体中をめぐりながら、生命機能を維持する働きをしています。たくさんの種類のホルモンが体内バランスを整える働きをしています。

たとえば、赤ちゃんが赤ちゃんらしく成長するのも、それぞれの年齢をそれらしく成長するのも、男性が男性らしくなっていくのも、女性が女性らしくなっていくのも、大人らしい姿になっていくのも、歳を取るにつれて老人らしくなるのも、すべてはホルモンの働きがあるからなのです。

ところが、このようなホルモンが増加しすぎたり、減少しすぎたりすると、心身にさまざまな障害が引き起こされることがあります。ですから、老化防止も含めて健康に過ごすにはホルモンバランスを整えることも重要になります。

先ほども述べたように、ヒトの身体は五臓六腑という内臓のネットワークによって構成されています。これは東洋医学の考え方に基づいています。五臓は肺、心、腎、膵、肝の五つで、六腑は腸、脂、筋、骨、神経、血管の六つです。五臓が連携して働き、六腑はそれをコントロールするために働きます。そうしたことが可能なのは、各臓器でさまざまなホルモン（たとえば筋肉では300種類以上のマイオカインというホルモン）が働いて臓器全体が補完し合っているからです。

ホルモンバランスを整えるには運動が効果的

ホルモンは、ビタミンのように食物の中から栄養素としてとることはできません。あくまで身体の中にある内分泌腺で必要なだけつくられます。そんなホルモンのバランスを整えるために有効なのが運動です。

不適切な食生活や運動不足を続けていると内臓脂肪が蓄積し、高血圧、高血糖、脂質代謝異常などが起こるリスクが高くなります。それでもそのままにしていると動脈硬化が進んで脳梗塞、心筋梗塞、腎臓疾患などにつながります。

こうしたリスクの高い状態のことをメタボリックシンドロームといいますが、それを予防したり改善したりするには運動が効果的です。ストレス発散や気分転換といった精神面での効果も期待できることはよく知られています。

さらに、ホルモンの生成を誘発して活性化しバランスを整えるためにも、運動はとても有効です。もちろん、ミトコンドリアが活性化して新陳代謝が活発になるため老化防止に役立ちます。

本書でおすすめの運動は、骨細胞と脂肪細胞と筋肉細胞のそれぞれを刺激する3種類の運動です。それらによって、表3-10にあるステップ1の基礎健康ホルモンの分泌が促進され、さらにステップ2にあるホルモンの分泌も促進されます。

以下、それぞれのホルモンについて説明します。

・オステオカルシン（骨細胞ホルモン）を増やす運動

オステオカルシンは元気ホルモンともいわれ、血糖値の上昇を抑えて

表3-10　運動とホルモン分泌

STEP 1 基礎健康ホルモン
オステオカルシン（骨細胞ホルモン）
アディポネクチン（脂肪細胞ホルモン）
マイオカイン（筋肉関連ホルモン）

STEP 2 基礎健康ホルモン2
甲状腺ホルモン（元気）
成長ホルモン（長寿）
インスリンホルモン（若返り）
副腎ホルモン（身体のバランス）

「糖尿病を予防する」

「記憶力や認知症を改善する」

「男性ホルモンを増やす」

「筋肉を増やす」

「メタボを予防する」

「活性酸素の産生を減らし、免疫力を上げる」

「しなやかな血管をつくる」

といった働きがあるといわれます（参考：CBCコーポレーションサイト）。


このオステオカルシンというホルモンは、骨への物理的刺激によって骨芽細胞が活性化されると分泌量が増えることが知られています。そのための運動としておすすめな

かかと落としのやり方

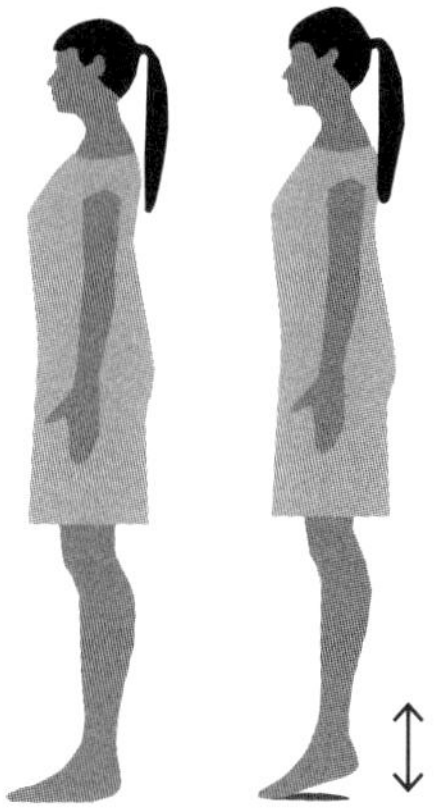

①姿勢を正し、足を肩幅に開く
②脚と背筋を伸ばして立ち、まっすぐ前を見る
③つま先立ちをしたあと、かかとを勢いよく下ろす
④③をくり返す

point

・空いた時間に数回でもよい。1日の合計で30回以上を目指す
・1日にまとめて多くやるより、毎日継続するほうが重要
・高齢者や体力に自信のない方は、壁やテーブルにつかまって行う

のが「かかと落とし」です。

これは簡単な運動ですが、骨に体重をかけながら加速度的な動きで身体に負荷を加えます。それによって身体全体の骨を効率よく刺激できます。

ただし、かかと強く下ろしすぎないでください。そのまま続けていると、身長が縮むとか、椎体が弱っている場合は圧迫骨折の危険性があります。心配なときは、片足ずつ交互に軽く下ろすようにしてください。

・アディポネクチン（脂肪細胞ホルモン）を増やす運動

アディポネクチンは長生きホルモンともいわれ、主な働きとして、動脈硬化巣（プラーク）の予防、糖尿病の予防、脂質代謝の促進、高血圧の予防、メタボリックシンドロームの予防、脂肪肝の予防、がんの予防などが報告されています（参考：ＯＭＲＯＮ・ＨＰ）。

たとえば、内臓脂肪が増えるとアディポネクチンの分泌量は減ってしまいますから、内臓脂肪を増やさないための有酸素運動が有効です。そのひとつとして、速歩きを加えたウォーキングは無理なく続けられるのでおすすめです。

ラジオ体操、アウトドアアクティビティ、サイクリングといった運動でも構いませんが、いずれにしても継続して行うことがポイントです。

皮下脂肪に比べて内臓脂肪のほうが落としやすいといわれています。無理なダイエットをしなくても、バランスのとれた食事と適度な有酸素運動を組み合わせれば落とすことができます。

アディポネクチンを増やすには毎日無理なく運動を続けることが大事です。その点で、ぜひおすすめしたいもっとも簡単な運動が、次のように散歩とラジオ体操を組み合わせたものです。

散歩へ出かける前に、まずラジオ体操を行って全身の血行を良くします。それから散歩を始めますが、歩くときは大きな歩幅で踏み出した足のかかとから着地し、足の親指で大地を強く蹴って足をもち上げ、もう一方の足のかかとから着地します。このような足運びで歩きます。

散歩の時間は60分で、歩数は7000歩が目安です。

散歩は全身の筋肉の70%を占める下半身を使いますが、それだけで筋肉を効率的に鍛えることができます。そうして下半身の筋肉を鍛えると、血流がよくなります。

下半身には全身の血液のうち約70%が集まっているといわれます。そこから血液は重力に逆らって心臓に戻らなければなりません。そのとき、歩くことでふくらはぎの筋肉が鍛えられていると収縮・弛緩の力が強くなります。その分ポンプとしての働きも強くなるため、血液は心臓に戻りやすくなります。

ちなみに、つま先で足を蹴りだして歩いていると、足の裏や足指の血流がよくなり、足の指の痺れも改善されます。また、足のリンパの流れがよくなりますし、夜中に小便でトイレに行く回数が減るという嬉しい効果も期待できます。

ただし、体操と散歩をする時間帯は、食前・食後30分は避けてください。また、やっていて気分が悪くなるとか、身体に不調をきたした場合は、すぐに中止して、かかりつけの医師にご相談ください。

・マイオカイン（筋肉関連ホルモン）を増やす運動

マイオカインは若返りホルモンとも呼ばれ、その働きがかなり話題になっています。筋肉でマイオカインが分泌されると、筋肉はもちろん若返りますが、血糖値の低下、脂肪分解、認知症予防などの効果も期待できるといわれています。

さらに、全身の臓器や組織が互いにコミュニケーションをとるとき、マイオカインがその機能調節を行っていることもわかってきました。

このホルモンは、運動や活動で身体を動かし骨格筋が収縮するときに分泌され

スクワットのやり方

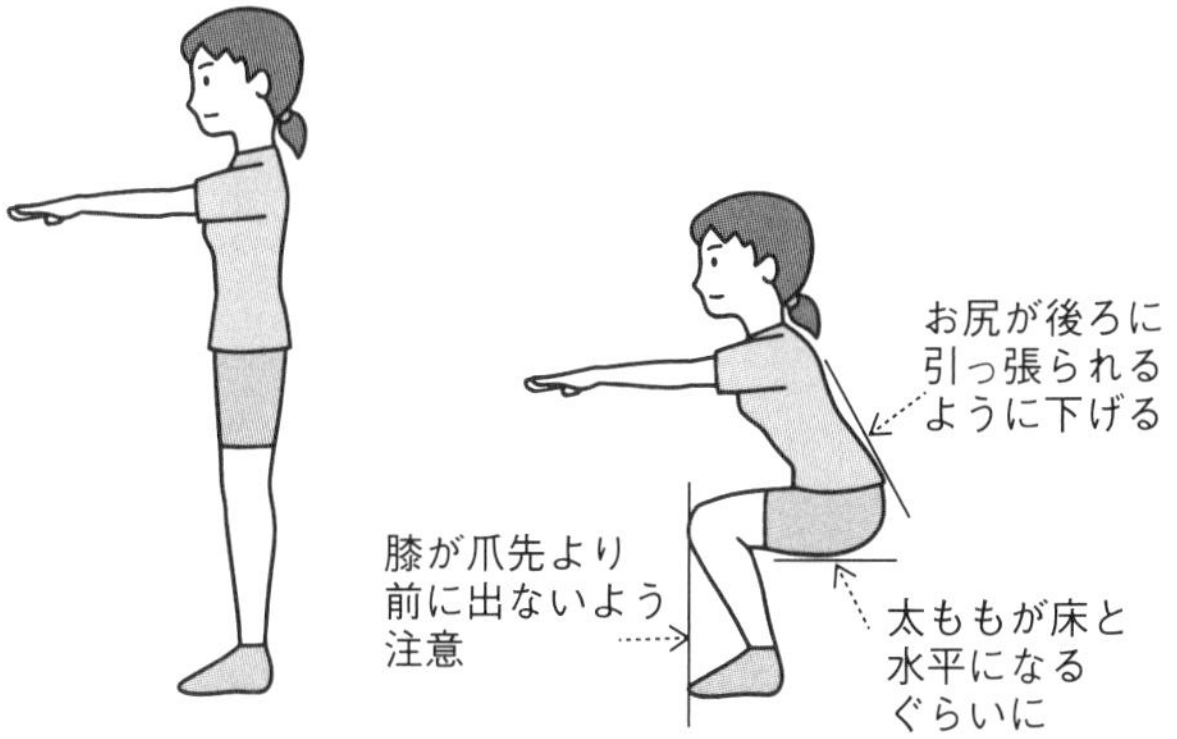
お尻が後ろに
引っ張られる
ように下げる
膝が爪先より
前に出ないよう
注意
太ももが床と
水平になる
ぐらいに

①足を肩幅より少し広めに開きます。足の爪先は少し外側に向けます。
②股関節を曲げ、お尻を真下に落とすイメージで膝を曲げます。お尻を後ろに突き出し、膝が爪先より前に出ないように椅子に座るイメージです。

ることがわかっています。そのために簡単にできて、すぐ始められる運動としておすすめしたいのがスクワットです。

・3種類のホルモン分泌を一挙に活性化する運動法

ここまで3種類のホルモンそれぞれの分泌を促すために効果的な運動を紹介してきましたが、最後に3種類の分泌を一挙に促す効率的な運動方法を紹介します。

それは、散歩をしながら「かかと落とし」と「スクワット」を組み合わせる方法です。表3-11を参考にして、ぜひ実践してみてください。

表3-11　ホルモン分泌を一挙に活性化

①散歩に出かける前に、ラジオ体操第1または第2を行う
②続いて、かかと落としを行う。最低20回が目安で、可能ならさらに多く行う
③続いて、スクワットを行う。最低10回が目安で、可能ならさらに多く行う
④散歩に出かける
⑤散歩の中間点くらいで、かかと落としを行う。最低20回が目安で、可能ならさらに多く行う。さらに、スクワットを行う。最低10回が目安で、可能ならさらに多く行う
⑥継続して散歩を行う
⑦散歩の終わりに、かかと落としを行う。最低20回が目安で、可能ならさらに多く行う。続けてスクワットを行う。最低10回が目安で、可能ならさらに多く行う

なお、もし身体の状態を考えて可能なようならば、散歩とは別にジョギングをとり入れてもいいでしょう。ジョギングだと散歩より骨、脂肪、筋肉をもっと揺さぶるため、基礎健康ホルモ

ンの分泌がさらに促されるでしょう。
老化防止のために行うジョギングの流れを紹介します。参考にしてください。

①散歩に出かける前に、ラジオ体操第1または第2を行う
②次にスクワットを行う。最低10回が目安で、可能ならさらに多く行う
③次に散歩に出かけ、途中でジョギングを行う。最低150歩が目安で、可能ならさらに行う
④散歩の中間点くらいで、スクワットを行う。最低10回が目安で、可能ならさらに多く行う
⑤続けてジョギングを行って折り返し点に向かう。最低150歩が目安で、可能ならさらに行う
⑥ジョギングが終わったらスクワットを行う。最低10回が目安で、可能ならさらに行う
⑦続けて散歩を続け、終わりにジョギングをして出発点に戻る。ここでも最低150歩が目安で、可能ならさらに多く行う

「幸せホルモン」も増やしましょう

ドーパミン、オキシトシン、セロトニンなどの脳内ホルモンは「幸せホルモン」とも呼ばれ、心地よい興奮作用があります。若返りの効果があり、認知症やパーキン病の予防、鎮痛作用も期待できます。

とくに高齢期には趣味を楽しむ、人と積極的にコミュニケーションすることなどで「幸せホルモン」の分泌が促されます。楽しく歌うこともおすすめです。

Ⅴ 長寿遺伝子・ミトコンドリアを活性化する

長寿遺伝子の活性化で健康改善の可能性が拡大

サーチュイン遺伝子（Sirtuin gene）は、「長寿遺伝子」「長生き遺伝子」「抗老化遺伝子」「若返り遺伝子」とも呼ばれ、その活性化により生物の寿命が延びるとされる遺伝子です。ここでは長寿遺伝子と呼ぶことにします。

この遺伝子には「エピゲノムのコントロール」「エネルギー代謝のコントロール（ミトコンドリアを増やす）」「細胞分裂のコントロール」「時計遺伝子の活性制御」などの機能があるといわれます。これらの機能は、老化防止や若返りに欠かせないものです。

長寿遺伝子が活性化すると、細胞内で水と酸素と栄養素を使ってエネルギー源をつくりだすミトコンドリアが増えます。それとともに、細胞内の異質なたんぱく質や古くなったミトコンドリアは除去されて、細胞が新しく生まれ変わります。それは「オートファジー（自食作用）」という機構が働くからだと考えられています。工場にたとえれば、機械装置を入れ替えて工場を新しくするようなものです。

それによって、細胞を傷つける活性酸素の除去、細胞の修復、脂肪の燃焼、シミやシワの防止、動脈硬化や糖尿病の予防、認知症や難聴の予防……といった好影響がもたらされることもわかっています。

さらに、人体の健康度を測るバロメーターは70～１００項目ありますが、長寿遺伝子の活性化で、そのほとんどが改善されるともいわれます。それによって老化防止が促され、若返りが実現されます。まさしく夢の遺伝子なのです。

人類は進化の過程でこのような長寿遺伝子を獲得しましたが、通常は休眠しています。生命維持に危険が生じたときに目覚めて働くようになっているからです。そんな長寿遺伝子ですが、平時でもカロリー制限をして軽い飢餓状態をつくりだすとか、レスベラトロール（ポリフェノールの一種）を服用すると活動しはじめ、表3-12にあるような働きを開始することがわかってきています。

表3-12　長寿遺伝子の働き

- ミトコンドリアを増やし活性化
- 遺伝子の修復
- 免疫細胞の正常化
- テロメアの保護
- 脂肪の燃焼
- インスリンの効果アップ
- 活性酸素の消去
- 炎症物質の抑制
- 劣化ミトコンドリアの消化
- 細胞を修復するたんぱく質の活性化
- 細胞死（「アポトーシス」）の抑制
- 生命の維持に必要なエネルギー量の調整

長寿遺伝子を活性化する方法

サイトカインは細胞間の情報を伝達する役割をもったたんぱく質の総称ですが、炎症性サイトカインである糖たんぱくのCD38（老化物質）は、16歳以降になると一気に増えていきます。このCD38がミトコンドリアを傷つけるため、細胞の新陳代謝が低下して老化細胞が増加し、老化を進めるのです。

これに対しても、長寿遺伝子を活性化してミトコンドリアを増やし、働きを高めることで対処することができます。

長寿遺伝子の働きを助ける補酵素として、今注目されているのがNAD（ニコチンアミドアデニンジヌクレオチド）という物質です。これはヒトの体内に存在しますが、年齢とともに減少します。

細胞内において、このNADをつくる際の材料になるのがNMN（ニコチンアミドモノヌクレオチド）です。これはビタミンB_3（ナイアシン）から合成される物質ですが、それ以外にもNADを増やす方法があります。

・絶食する（エネルギー産生の要求が高まり、身体はＮＡＤをつくりはじめる）
・運動する（運動により合成酵素系酵素であるＮＡＭＰＴが増えてＮＡＤが増える）
・身体に温度差を加える
どれもすぐ取り組むことができますし、それによってＮＡＤを増やし、長寿遺伝子を活性化できます。

コラム　ＮＡＤの働き

ＮＡＤの働きをまとめておきます。
・ＮＡＤはミトコンドリアが生体エネルギー（ＡＴＰ）をつくるために必須の補酵素です。これがなくなるとエネルギー産生が低下し、生命体は死に至ります。とくに加齢とともにＮＡＤは減少するため、エネルギー不足になっていきます。

・NADは老化や寿命を制御する長寿遺伝子の活性化にも必要です。ヒトは7種類の長寿遺伝子を持っていますが、NADはこれらすべてを活性化するといわれます。

・NADは、傷害を受けたDNAの修復にも必要です。

老化防止の要はミトコンドリアの活性化

老化細胞の増加が老化を進めること、その主要な原因が細胞の中のミトコンドリアが弱ることにあると何度もお話ししてきました。ここで、ミトコンドリアについてしっかり説明しておきたいと思います。

ミトコンドリアは細胞の中でエネルギーをつくりだす重要な器官ですが、歳をとると弱ったり、減ったりします。その分、エネルギーの産生量は減少します。歳をとると息切れをしやすくなるのも、そのためです。

ミトコンドリアがエネルギーをつくる過程で酸素を使いますが、そのときに酸素の一部が活性酸素に変わります。この活性酸素が細胞を酸化して壊してしまうことはすでにお話ししたとおりです。たとえば、美容上の悩みである、しわ、しみ、白髪の主な原因は、この活性酸素が皮膚の細胞を壊すことにあります。また、活性酸素が脳の神経細胞を壊すと物忘れや認知症につながります。

さらに困ったことに、ミトコンドリアが弱ったり損傷を受けたりすると、一層多くの活性酸素が産生されるようになります。ですから、活性酸素対策も含めて老化防止にはミトコンドリアの活性化が重要なのです。

そこで、ミトコンドリアを活性化し、増やすためには何を実践すればいいのかを整理してみたいと思います。

ミトコンドリアを増やし活性化する実践法

細胞をハチにたとえると、核は女王バチで、ミトコンドリアは働きバチです。女王バチである核からの指示に従い、働きバチのミトコンドリアは摂取した栄養素と酸素と水を利用してハチミツであるエネルギー（ＡＴＰ）を産生します。

働き者のミトコンドリアは全身の細胞に存在していますが、平均では1細胞中に300個から400個あり、全身では体重の約10％を占めているといわれています。また、全身の細胞のなかでも肝臓、腎臓、筋肉、脳など代謝の活発な組織の細胞ほど、ミトコンドリアがより多く存在し、いちばん多い細胞では細胞質の約40％を占めるといわれます。

人間が生きていくために水、酸素、食物が必要なのは、細胞内でミトコンドリアがエネルギーをつくる原料になるからです。動物や人間に体温があるのは、ミトコンドリアがつくっているエネルギーによるものです。

つまり、ミトコンドリアは生命そのものといってもいいくらい重要な存在であり、生命力が低下する老化は「ミトコンドリアが破壊されていく過程である」ともいえます。ですから、ミトコンドリアを増やして活性化することは、老化防止と若返りそのものであるといえるのです。

そのために、日常生活ですぐ実践できることを挙げてみます。

①身体を温める

②有酸素運動を行う

③背筋を伸ばす
④寒さを感じる
⑤空腹を感じる
⑥歌を歌う

電気刺激療法や温熱療法などもミトコンドリア活性化の効果が期待できます。老化を防止するにはファイトケミカルを多く含む食べ物が有効であると述べましたが、それによってミトコンドリアを活性化できるからなのです。

普段やっていることをうまく活用すると、さらにミトコンドリアを効率よく活性化できます。ぜひ取り入れてください。

①座ったときも、立ったときも背筋を伸ばす
②ヨガや社交ダンスを習ってみる
③寒い場所で運動する
④有酸素運動をする前に短いダッシュを行う
⑤サウナに入ったあとは水風呂に入る

⑥野菜を積極的にとる
⑦週末断食を行う（コラムを参照）

コラム　週末断食のすすめ

本格的な断食を行うには専門家の指導が必要ですが、ここで紹介する週末断食は、週末に1日の3食を2食に減らすというものです。

単純に1食抜くだけですが、ファイトケミカルとたんぱく質は1日3食の分量を二分の一にして2食でとります。2回目の食事が終わったら3時間後（消化が完了する）くらいにお風呂に入り、身体を温めます。これによって栄養が身体の隅々にまでいきわたります。

入浴後は、身体の温かい間に寝ます。これで新陳代謝が活発に行われます。そして、次の食事までは12時間くらいあけます。

これだけです。とてもシンプルですから、簡単にできます。試してみてください。ただし、体調に不安があるときは避けてください。

私（笠井）の体験では、1日2食をはじめた初期に身体の一部にかゆみを感じました。これは改善への予兆だと思いますが、その後は顔のしわ、腕の内側や手のしわがとれる、こむら返りが消えるといった変化が起こりました。

もし、週末に行ってみて調子が良ければ、1日2食を2日、3日、4日と増やしていってもいいと思います。私は現在、毎日2食にしていますが、身体の調子はとても良いです。

インクレチンを増加させてミトコンドリアを活性化

私（周東）は、ミトコンドリアの活性化には腸管から分泌されるインクレチンというホルモンの働きも必要であると考えています。このホルモンはインスリン分泌を促進する消化管ホルモンですが、ミトコンドリアの活性化にも重要な働きをしていると思われます。

少し専門的な話になりますが、インクレチンは腸管壁にある腸管内分泌細胞で

産生され、血中に分泌されます。インクレチンにはＧＩＰとＧＬＰ‐１がありま
す。ＧＩＰを産生する細胞はＫ細胞、ＧＬＰ‐１を産生する細胞はＬ細胞と呼ば
れます。

Ｋ細胞は主に十二指腸と空腸に存在しているのに対して、Ｌ細胞は小腸から回
腸、上部大腸にかけて広く存在し、とくに腸の末端部に多く存在しています。

インクレチンが十分に腸管から分泌されるには、腸が正常に機能していなければなりませんし、インクレチンが分解される要因となる肥満は避けるようにしま
す。

そうしてインクレチンを増加させることでミトコンドリアの活性化が促進されます。それによって細胞の新陳代謝は活発になり、免疫力は高まり、老化防止も
促されます。

㈥入浴・睡眠の質を高める

老化防止には血流をよくする入浴が重要

普段、身体の内部にある血管の存在を意識することは少ないと思いますが、骨と筋肉を除けば、じつにカラダの80％以上を血管が占めているといわれます。そして、その中を流れる血液の重さは体重の約13分の1です。

心臓は1分間に約70回収縮をくり返します。1回の収縮によって送り出される血液量は約70ccで、1分間では5リットルです。1日にすると10万回収縮がくり返され、7200リットルもの血液が送り出されていることになります。浴槽にお湯をためるときは平均200リットルくらいですから、じつに浴槽36杯分もの血液が送り出されている計算になります。

それだけの血液を流すことで全身の細胞に栄養素や酸素、水、酵素、ホルモンなどが運ばれているわけですから、血流をよくしておくことの重要性は言うまで

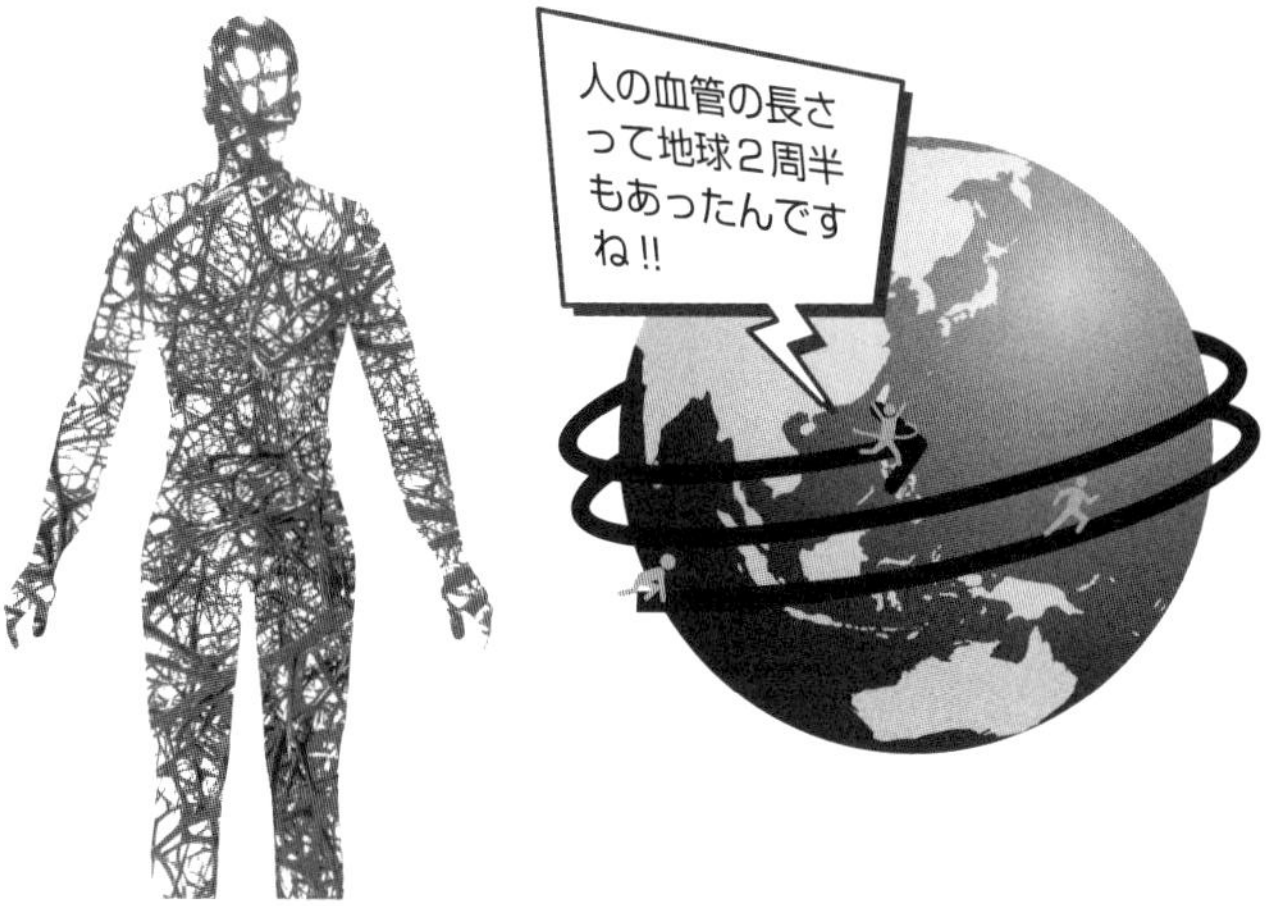
人の血管の長さって地球２周半もあったんですね!!

図3-2　全身に張り巡らされた血管のイメージ

もありません。

血管は「動脈」と「静脈」、そして小動脈と小静脈の間を連絡している「毛細血管」で構成されています。その全長は約９万km（地球2周半）もあり、その重さは約２kgで、身体の中ではもっとも重い臓器なのです。

そんな血管の99%を占めているのが毛細血管です。その太さは０・００５ミリから０・01ミリで、赤血球がやっと通れるぐらいです。日本人女性の髪の太さは平均約０・08ミリですが、毛細血管はその十分の一の太さです。そんな細い血管が枝分かれしていて、図にあるように体中に張り巡らされています。

ミトコンドリアの減少や機能低下が老化の原因であるとお話ししましたが、これには血管が詰まり血流が悪くなることも大きく影響しています。

バランスのいい栄養素をとっていても、深い呼吸をして酸素をしっかりとり込んでも、水分補給をしっかり行っていても、血流が悪くなれば全身の細胞には届きません。

ですから老化防止には、普段から「血の巡り」をよくしておくことも重要です。

そのために欠かせないのがしっかり入浴して血行を良くすることです。

血流を良くして快適な睡眠

厚生労働省が発表している「健康づくりのための睡眠指針２０１４」では、睡眠と生活習慣病には深い関係があり、睡眠不足は肥満、高血圧、循環器疾患、メタボリックシンドロームなどの発症リスクを高めると指摘されています。

睡眠時無呼吸症候群も生活習慣病の原因であり、いわゆる「いびき」が高血圧、糖尿病、脳卒中、虚血性心疾患などの危険因子であるとされています。私は、いびきの改善のために禁煙、節酒もすすめています。

睡眠時間については7時間前後をすすめていますが、加齢にともなって睡眠時間は減少していく傾向にあります。たくさん寝たから健康になるわけではないようです。

厚生労働省が定めた睡眠12箇条では、適度な運動を行うこと、覚醒のために朝食を大事にすること、寝室の環境を整備することなどもうたわれています。

このような取り組みの基本にあるのは、血流をよくすることで睡眠の質が高まるという認識です。とはいっても、現実には「眠りたいけどなかなか眠れない」「寝ても眠りが浅い」といった悩みを抱えている人は増える傾向にあります。

そもそも睡眠とは、どんなメカニズムになっているのでしょうか。

人間の体内には「体内時計」が備わっていて、1日のリズムを刻んでいます。それによって体温のリズムや睡眠のタイミングも調整されています。

体温の時間的なリズムは簡単にいいますと、起床前はいちばん体温が低く、その後時間の経過とともに体温は上昇し、夕方の6時から8時ぐらいがいちばん高くなります。それから徐々に下がっていき睡眠に入っていきます。このように睡眠は、体温のリズムの影響を大きく受けています。

とくに大切なのは寝る前に身体の深部体温（脳や内臓など内部の温度）をグッと下げることです。それによって眠気が引き起こされます。ただし、睡眠に不安が大きいときは専門家に相談することも大切です。

睡眠の質を高める入浴法

深部体温が下がったところで睡眠に入るとお話ししましたが、入浴すると体温は1℃くらい上昇します。それだと、入浴は睡眠のタイミングを狂わせてしまうと思うかもしれませんが、血行が促進されますし、体温が上昇するのは一時的なことです。

入浴後は血管がひらいているため熱が放散されやすい状態になっているので、深部体温は下がりやすくなっています。つまり、入浴によって体温は一時的に上昇しますが、入浴しないままでいるより深部体温は下がりやすい身体になっているのです。

赤ちゃんの手足が眠くなると温かくなるのも、入眠に向けて深部体温を下げるために熱を放散しているからです。

こうした睡眠の性質を理解したうえで、良質な睡眠を得るための入浴法を紹介します。

一般に入浴のメリットとして挙げられるのは、「疲労感が解消されリラックスできる」、「血流がよくなる」、「新陳代謝が高まる」、「良質な睡眠を取ることができる」、「体内の毒素をデトックスできる」などです。

そうしたことも含めて入浴の仕方で、まずおすすめしたいのはぬるめのお湯につかることです。身体をじわじわと温め、深部体温を効果的に上げるにはぬるめのお湯が適しているからです。

また、ぬるめのほうが交感神経優位になるのを抑制し、身体への負担を減らすこともできます。寝る前に副交感神経を優位にし、脳の興奮を落ちつけてリラックスすると寝つきがよくなることはよく知られているとおりです。

表3-13　入浴の目的と適温と入浴方法

目　的	適温と入浴方法
良質な睡眠を得たいとき	38 ～ 40℃のぬるめのお湯に、ゆっくりつかる
ストレスを緩和したいとき	40℃以下のお湯に、ゆっくりつかる
足のむくみや疲れを取りたいとき	40℃前後のぬるめのお湯をたっぷり入れて、肩までつかる
筋肉の疲れを緩和したいとき	42 ～ 43℃の熱めのお湯に入る
入浴後、ひと仕事するとき	42 ～ 43℃の熱いお湯に短時間だけつかる
お肌の調子を整えたいとき	40℃前後の、ややぬるめのお湯につかる。お肌がふやける前に出る

ということで、おすすめのお湯の温度は39～40℃で、入浴時間は10～15分です。熱いお風呂が好きという方は意外に多いと思いますが、この機会にぜひ「ぬるめのお湯にゆっくり入る」ことを試してみてください。

お風呂に入る時間帯の目安は、就寝する予定時間のおおよそ1・5時間前です。もちろん個人差はあるので、自分のベストタイミングを見つけてみてください。

入浴効果を高めるためにマッサージをプラスするのもおすすめです。足首や膝などのリンパ節を中心に、詰まったリンパを流すようにもみほぐします。痛みがあるところはリンパが詰まっている可能性がありますから、よくもみほぐしましょう。

リンパの流れがスムーズになると、デトックス効果の高まりも期待できます。

医師・医学博士・健康科学アドバイザーである福田千晶氏が入浴の目的と適温と入浴方法についてサイト上で公開しています。入浴のための参考情報として紹介させていただきます。表3-13を参考にしながら、体調に気を付けて入浴を楽しんでください。

4章
医療と上手に付き合う

自然治癒と医療的なケアを組み合わせる

2章で説明しましたが、ヘルスチェーンが正常に機能していないと、老化を自然治癒することが難しくなります。私（笠井）も、そのような考えに基づき老化防止に取り組むことで、以前感じていた老化による身体の不調はまったくと言っていいほどなくなりました。

しかし、さらに年齢が高くなっていっても自然治癒をくり返して老化細胞の増加を防ぎ続けることができるだろうか。この疑問が解けるときが訪れました。それが本書の共著者である周東先生との出会いです。本書が誕生したのも周東先生との出会いがあったからです。

先述しましたが、私たちが食べた物や水は口から食道、胃、十二指腸、小腸、大腸と移動しながら消化され、吸収されます。とり込まれた栄養素や水分は血液によって全身に運ばれ、細胞で新陳代謝の材料になります。そこで不要になったものは排泄されます。

こうしてさまざまな機能がチェーンのように連続的につながっている状態がヘルスチェーンですが、これが正常であれば、細胞は自ら新陳代謝をくり返し新しい細胞に交換されます。この状態であれば、たとえ身体のどこかに障害が生じても自然治癒されます。老化という病気も自然治癒されます。

ところが、新陳代謝を何度もくり返していると、やがて細胞は新陳代謝しなくなり老化細胞になります。言い方を替えれば、自然治癒をくり返していると老化細胞が発生し、逆に自然治癒が起こりにくくなるのです。

ある臓器に何らかの負荷やストレスがかかったとき、その臓器の働きを保つために臓器の構造や形態を変化させることをリモデリングといいますが、細胞レベルでいえばその臓器に老化細胞が増えることで起こる現象であるともいえます。生命維持に欠かすことのできない複数の重要な臓器の働きがリモデリングによって大きく低下する状態を多臓器不全といいますが、これも自然治癒をくり返すうちに起こってくるものと考えられます。

それまで私は老化を自然治癒するという考え方で、食事の改善や老化防止に役立つ運動、酵素の活用、ファイトケミカルの摂取などに取り組みました。お蔭様で70歳ころから表面化した症状はほとんど改善していきました。

ところが、周東先生によれば、自然治癒をくり返していると老化細胞が増えてきて（ミトコンドリアが衰えてきて）老化を防ぐことが難しくなるというのです。今は老化細胞を除去しミトコンドリアそのものを活性化する薬の開発も進んでいるので、そうした医療的なケアも取り入れながら老化防止を行うほうがいいと助言してくださいました。

たとえば、多臓器で同時に毛細血管が老化して硬化すると、臓器の機能が低下するため、その機能を維持しようとしてリモデリングが起こることで臓器の機能はさらに悪化し、慢性疾患を発症します。具体的には動脈硬化、糖尿病、高血圧、脂質異常症、慢性腎炎、脳卒中、ＣＯＰＤ（慢性閉塞性肺疾患）、慢性肝炎、慢性膵炎、心筋梗塞などが発症し、死に至ることもあります。

これを根本から防ぐには、毛細血管の細胞のミトコンドリアを活性化すること

表4-1　老化防止に役立つ薬・栄養素

- GLP - 1受容体作動薬――血糖値を下げる
- ナトリウム利尿ペプシド（NP　心不全治療薬）
- 高トリグリセリド血症治療薬――高TG血症を抑制する作用
- 5ALA（アミノ酸サプリ）
- SGLT2阻害薬――尿に糖を出すことで血糖を下げる飲み薬
- 多臓器不全治療薬――ミネラルコルチコイド受容体（MR）の活性化、臓器保護重視の治療で腎臓・血管系・心臓・中枢神経系等の関連臓器全体を柔らかくする（細胞レベルの治療となる）

＊詳細は薬品メーカーに問い合わせください

（周東博士の推薦薬。シンクレア博士の推薦と重複するものは記述していない）

が必要です。そのために自然治癒を促すことが有効ですが、それだけではミトコンドリアの衰えを防ぎきることは難しいため、ミトコンドリアを活性化する薬の利用など医療からの応援も必要なのです。老化防止を実践するうえでも、自然治癒を促す生活に医療的ケアを組み合わせると、老化防止をより確実にすることができます。

老化を治療する薬の研究と開発が進んでいますし、1章では老化研究の先駆者であるシンクレア教授が推奨している薬や栄養素について紹介しました。ここでは周東先生が推奨している老化防止の薬や栄養素について紹介します。表にまとめておきますので、ぜひ参考にしてください（表4-1）。

早期発見・早期治療は老化対策の効果を高める

定期的に健康診断を受ける

老化という病気を早期発見するには、日常から自分の健康状態を把握し、自覚症状があれば軽視しないで早期に対策をとることです。そのために、定期的に健康診断を受けることをおすすめします。自治体では無料の健康診断を提供しているところが多いので、それを利用してもいいでしょう。主役はあくまで自分自身です。

もし異常が発見されたら、できる限り早くかかりつけの医師などに診てもらって、ヘルスチェーンが切れていないかを調べ、切れている部分は必要な治療を行うようにします。けっして、これくらいは大丈夫と、自分に都合よく判断しないことが大切です。

老化は19歳から始まっているといわれますし、気づかないうちに老化という病気は進んでいきます。なにか症状が出たときは手遅れということにもなりやすいです。とくに慢性膵炎については、自覚症状がないため、いつの間にか膵臓がんになっていることがあります。ある病院で血液検査を行ったところ、80％以上の人が慢性膵炎になっていたという事例もあります。

ちなみに、慢性膵炎を予防するには、空腹時に果物やでんぷん類（とくに糖質）を食べないようにすることをおすすめします。

健康診断でわかること

食事や運動などで老化防止にせっかく取り組んでいても、ヘルスチェーンのどこかが切れていると、思うように効果を得られないことがあるとお話ししましたが、健康診断はそれを見つけるチャンスです。

大きな障害だけでなく、自覚症状がなくても老化細胞が増加している臓器に障害が出始めている可能性があります。そこでヘルスチェーンが切れているかもしれません。健康診断はそれを早い段階で見つけるチャンスなのです。

異常が見つかったら

もし健康診断で異常が見つかったら、さらに特定健診やがん検診、その他の関連健診を受けることで、どのような治療が必要か、さらに確かな対処法を探ります。

①特定健診

特定健診は、メタボリックシンドロームに着目した生活習慣病を早期発見するための健康診査です。生活習慣病は気がつかないうちに進行し、心筋梗塞、脳卒中などにつながるリスクがあるため、特定健診で早期発見することが大事です。

特定健診の基本項目は、診察、計測（身長・体重・血圧・腹囲）、血液検査（脂質・肝機能・腎機能・血糖・貧血・尿酸）、尿検査などです。

②がん検診

がんは、日本人の死因の第一位です。生涯のうちに、２人に１人は何らかのがんにかかるといわれています。それぐらい、がんはすべての人にとって身近な病気なのです。

がんは、早期に発見し、治療することが大切です。早期に治療することで、がんによる死亡のリスクが軽減できるからです。ですから厚生労働省も、早期発見・早期治療のために定期的ながん検診をすすめています。

表4-2　がん検診例の一覧

- 胃がん検診
- 大腸がん検診
- 肺がん・結核検診
- 乳がん（施設）検診
- 子宮頸がん検診
- 前立腺がん検診
- 口腔《こうくう》がん検診

がん検診の具体例を表にしておきます（表４-２）。

③その他の検診

その他に、歳をとるにつれて起こりやすい障害もあります。とくに骨粗しょう症、肝炎ウイルス、歯周病などです。これらに関する検診を受けて早めの対処を心がけることも老化防止になります。

未病の早期発見も心がける

未病とは、発病には至らないが軽い症状がある状態です。検査値に異常はないが、自覚症状はあるような状態ともいえます。その意味では、老化も未病のひとつといえそうです。一方、自覚症状はないが、検査値に異常がある場合は病気ということになります。

最善の病気対策は未病のうちに対処することですが、それには、未病のうちに病気に向かうベクトルを逆の健康方向に向け直すことが必要です。

未病は東洋医学から生まれたもので、症状が軽いうちに自然治癒させるという考え方です。

最近では外来や検診でさまざまな検査を受けることができ、とくに自覚症状がなくても検査値に異常があることで、未病を発見できることがよくあります。それをきっかけに、病気が発症していなくても治療をすることができます。この考え方が「治未病」で、今後、ますます重要になってくると思われます。

その点では、高脂血症、糖尿病、高血圧などを未病の一つと考えることもできます。頭痛、肩こり、不眠症、慢性便秘、筋肉の疲れ、筋肉のこり、神経痛、胃腸不調、疲労なども同じです。このような症状を未病のうちに治療しておくこと

表4-3　老化によって起こる未病（症状をチェック）

□顔面や肌にしわが増える
□頭髪が白くなる・減少する
□手足の指先の痺れ・無感覚
□高血圧（血栓症）
□高脂血症
□物忘れ
□筋力の衰え
□足腰が弱くなる
□身動きが不自由
□疲れやすい
□筋肉の疲れ・こり・痛み
□肩こり
□肥満
□腰痛・ひざ関節痛
□骨がもろくなる
□歯が弱くなる
□くちびるの痺れ・舌の痺れ
□味覚障害
□生殖能力の低下
□更年期障害・生理不順
□耳鳴り
□胃腸不調・食欲不振
□下痢・便秘（慢性便秘）
□尿が近くなる
□耳が遠くなる・耳鳴り・目まい
□むくみ
□頭痛
□不眠症
□神経痛
□スタミナ低下
□脱力感・虚脱感
□風邪気味症状
□貧血・立ち眩み
□水虫
□虚弱体質
□しもやけ
□肌荒れ
□イライラ
□冷え性・寒がり
□痔
□夏バテ
□青あざ

は、老化防止の効果を高めることになります（参考：日本医師会企画・国際医療福祉大学附属熱海病院老年内科教授　都島基夫氏）。

表4－3は老化によって起こる未病をチェックする表です。該当する項目がいくつあるかチェックしてみてください。数が多いほど老化という未病が身体のなかで進んでいる可能性が高くなります。軽い症状だからと放置せず、健康診断などでヘルスチェーンがどこか切れていないかチェックするとともに、老化防止対策に積極的に取り組んでください。

老化を止める医療から若返りの医療へ

現代医療では生活習慣病の早期発見・早期治療が重視されるようになってきましたが、最近は発症を予知し予防する医学が発達しています。それによって老化を防ぎ、若返りをはかることが可能になってきているのです。

早期発見・早期治療の対象となるのは表面に現れてきた病気ですが、それは氷山の一角にすぎません。老化による病気についていえば、水面下ではすでに起こっている老化細胞の増加がより根本的な原因になっています。それは、細胞の新陳代謝が低下することで起こりますし、ミトコンドリアの機能低下でも起こります。

このように細胞レベルでとらえて治療するのが発症予知・予防医学です。これによって老化を防ぐだけでなく若返らせることを目指します。

東京大学医科学研究所の中西真教授の研究グループは、マウスの実験で老化細胞を取り除く実験に成功したと発表しました。その結果、人間の年齢で70代くらいのマウスの運動機能が40代くらいまでに回復したというのです。

老化防止の実践表で毎日チェック

老化という病気は対策を取らないでそのままにしていると、さらに進行してさまざまな生活習慣病を発症し、ついには誰かの手助けや介護に頼らなければ生活できなくなる可能性が高くなります。このように周囲の手助けや介護が必要になっていく状態を「フレイル（虚弱）」と呼びます。

フレイルに陥ると、筋肉量の低下⇓基礎代謝の低下⇓エネルギー消費量の低下⇓食欲低下⇓食事摂取量の低下⇓栄養不足⇓体重の低下⇓筋肉量の低下という負のサイクルに陥ります。

これら一つひとつの要因は相互に連鎖しながらフレイルをどんどん悪化させていきます。このようなフレイルにいったん陥ると、抜け出すのはきわめて難しくなります。ですから、できるだけ早い段階でフレイルに気づき、対処することが必要です。

それには普段から老化防止を行うことがいちばんです。本書で紹介したことを参考に、すぐ始めてください。一つひとつは小さなことでも、その積み重ねの重要性が歳を重ねるほど実感できることでしょう。

とはいっても、毎日続けることは意外に難しいものです。そこで実践の目安として次頁の記録表（表4‐4）の活用をおすすめします。毎日実践できているかどうかを確認する目安になります。

老化は時間とともに確実に進んでいきますから、本書を読まれてすぐに実践されることは素晴らしいことです。ところが、毎日くり返しているとマンネリ化しやすく、何のためにやっているのか漫然としてきて続かなくなりやすいものです。やっているつもりでも抜けることも出てきます。

そこで、掲載されている記録表を拡大コピーして手許に置き、毎日、項目ごとに実践できたか確認し、できたところにチェックマークを入れてください。続ける励みにもなると思います。

表4-4　実践の記録表

BMI＝体重kg÷（身長m）^{2}　*25以上を肥満　WCI＝腹井（cm）÷（身長m）^{2}　*3.5以上を肥満
適正体重＝（身長m）^{2}×22　*18.5未満を低体重

日付				自然治癒						老化細胞		自己
		H　L　P		1	2	3	4	5	6	－	－	有用感
		血圧	体重	ファイトケミカル	6大栄養素	酵素	運動・ホルモン	長寿遺伝子・ミトコンドリア	入浴・睡眠	健康診断	治療	
	参照ページ			P61-68	P68-89	P89-98	P99-110	P110-121	P122-129	P136-145	P132-135	P148-155
	1											
	2											
	3											
	4											
	5											
	6											
	7											
	8											
	9											
	10											
	11											
	12											
	13											
	14											
	15											
	16											
	17											
	18											
	19											
	20											
	21											
	22											
	23											
	24											
	25											
	26											
	27											
	28											
	29											
	30											
	31											

5章

高齢期の生きがいを見つめ直す

高齢者にとって生きがいとは

ここまでは、身体上の老化防止と若返りへの取り組みについて述べてきました。もちろん、最後の瞬間まで健康でいることは人生を豊かに生きるために必要な条件です。しかし、それによって実現したい上位目的があるはずです。それが〝生きがい〟です。

生きがいとは広辞苑によれば、「生きるはりあい。生きていてよかったと思えるようなこと」と定義されています。つまり、人として生きる価値や意味を感じられるということです。それが一般的に言う「生きがいを感じる」人生だと思います。

一方、生きがいの同意語として「自己有用感」という言葉があります。これは心理学用語の訳語として定着したようです。この自己有用感は「人の役に立った」「喜んでもらえた」という満足感ですが、もちろん相手の存在なしには感じられないものです。

生きがいや自己有用感の感じ方は年代によって異なるでしょうが、高齢者の場合にはどうでしょうか。そのことを考える題材として、「田子の浦港ヘドロ公害」を体験した漁師たちのことを取り上げてみたいと思います。

その当時、私（笠井）が付き合いのあったある外国人にこの話をしたところ、日本人の考え方に非常に驚かれたのが深く印象に残っています。


「田子の浦港ヘドロ公害」は、静岡県富士市田子の浦港で1960年代から1970年代前半にかけて発生したヘドロ汚染による公害です。静岡県富士市田子の浦付近にあるおよそ150の製紙工場で処理されない水が港湾に流れ込み、100万トンといわれるヘドロが溜まりました。海が汚れ、漁業に甚大な被害を及ぼしたのです。

当時、公害問題が社会問題化していましたが、このヘドロ騒動も全国に広く知られるようになりました。

こうした事態に沿岸の漁民たちや住民たちが立ち上がり、海上デモも行われました。しかしヘドロ公害は一向に収まるところを知らず、１９７０年（昭和45年）8月、田子の浦港に漁船１４０隻あまりが集まり、「ヘドロ公害追放」「駿河湾を返せ」と漁旗を掲げて抗議しました。参加した漁師たちは駿河湾周辺で漁業を営んでいました。

さらに同じ8月に、今度は田子の浦港に２００隻の漁船団が現れて抗議を行いました。ヘドロに汚染された魚は売れず、生活保障を要求したのです。その解決策として、ヘドロに汚染された魚を市場価格で買い上げて漁民の生活保障を行うことになりました。汚染された魚は浚渫《しゅんせつ》ヘドロと一緒に埋設することにしました。

この対応で事態は沈静化すると思われましたが、漁師たちは自分たちが漁獲した魚が捨てられることを知りながら漁に出ることには抵抗しました。漁師にとっては得られるお金は同じでも、自分たちが漁獲した魚を食べて喜んでもらえるわけではないことに失望したのだと思います。

結局、漁業に対する意欲を失い、漁師としての生きがいも失い、廃業していく漁師が多くなっていきました。いつしか、補償問題も自然消滅しました（参考：ウイキペディア）。

私も、この公害問題があった同じ時代をビジネスマンとして生きていました。生活していくためにお金が必要なのはわかりますが、同じくらい、あるいはそれ以上に生きがい、自己有用感が大切であることを痛感させられました。

それで、先に述べたように知り合いの外国人に、このヘドロ騒動と漁師たちの様子について話したのです。ところが彼は、「お金の保証があるなら、自分ならば漁師を続ける」と言って、日本人の考え方に驚いていました。

漁師は漁獲した魚が市場を経由して、自分の知らない消費者に届き、喜んで食べてもらえることを期待します。一方、消費者は自分の買った魚はどこの漁師がとったかは知らないけれど、感謝して魚料理をおいしくいただきます。そうして直接は関係のない存在であっても、お互いに感謝して生活する。そんな文化が日本にはあるのだと思います。

たまたま公害問題の事例を挙げましたが、こうした日本文化のあり方が高齢者の生きがい、自己有用感を考えるうえでも、とても大切なことだと思われます。

社会活動への参加で得られるもの

歳をとったから社会と関わることが減っても仕方ない、と考える高齢者は多いようです。しかし、社会と関わることから遠ざかってしまうと、生きがいや自己有用感が失われることも考える必要があります。

今できる範囲でいいのです。社会活動に関わることで自分の役割を見つけ、人の役に立っている自分、人に感謝できる自分を体感する。そのなかで得られる生きがいや自己有用感を大切にしたいと思われる方は多いと思います。

高齢者には長い社会経験、人生経験で得た知恵や能力があります。それを活かして活動できる場があるなら、思い切って行動してみてはいかがでしょうか。それが生きがい、自己有用感を感じられる最短距離かもしれません。

現代社会は、ますますひとり暮らしの高齢者が増え、孤立したり孤独になったりする傾向があります。それを防ぐためにも、社会活動に関わることで「人とつながる機会」を得るようにしたいものです。

ある社会活動の参加者に、活動していて何が良かったかを尋ねたデータがあります。その答えのうち、1位から3位は次のようになっています。

①新しい友人が出来た
②地域に安心して生活するためのつながりが出来た
③「充実感が得られた」「健康維持や身だしなみにより留意するようになった」

これら3位までの回答だけで、全体の3割を超えていたそうです。また、その他の回答も含めて、半数以上の回答者が活動を通じて人とのつながりにメリットを実感していたといいます。

とくに一人暮らしの高齢者や、夫婦二人暮らしの高齢者は、社会とのつながりの大切さをあらためて強く感じるようです。

この結果を見ても、歳だから、億劫だからと社会との関わりから遠ざかるより、積極的に社会活動に参加するほうが得られるものはたくさんあります。新しい知識に出会ったり、体力をつけたり、新しい仲間と出会ったりすることもできます。そのなかで得られる生きがいや自己有用感はけっして小さくないと思います。

高齢者の社会参加の形

「社会参加」（socialparticipation）について確かな定義があるわけではありませんが、「他者との相互関係を伴う活動に参加すること」とした場合、社会参加には次のような5つのスタイルがあると考えられています（参考：東京都健康長寿医療センター研究所　社会参加と地域保健研究チーム　藤原佳典）

①就労
②ボランティア活動
③自己啓発（趣味・学習・保健）活動
④友人・隣人などとのインフォーマルな交流

⑤要介護期の通所型サービス利用

老化を克服したご褒美として①の就労を目指してもいいでしょうし、差し迫った経済事情がないなら、②から⑤でもいいでしょう。もちろん、①を行いながら②から⑤を並行して行なってもいいわけです。

高齢者とそれ以外の年代といちばん違うところは、生きがいや自己有用感が優先であることです。それを感じられるところであれば、①から⑤のどれであってもいいのです。

付録　ファイトケミカル・スープの作り方

【野菜の種類】

ファイトケミカルを豊富に含む野菜で、入手しやすいものを使います。おすすめは、ニンジン、カボチャ、ブロッコリー、ごぼう、なす、えのき、しょうが、レタス、タマネギ、モロヘイヤなどです。季節によって入手が難しい野菜はあるときだけで構いません。

【9食分を作り置きする】

毎回スープを作るのは大変ですから、9食分を一度に作って、1食分ずつタッパー容器に分けて保存しておきます。

こうしておくと、食事の度にスープを作る手間がかからず、継続しやすくなります。

【各野菜の分量】

9食分のファイトケミカル・スープを作る各野菜の分量は以下を目安にしてください。

［ニンジン］220g　［カボチャ］330g　［ブロッコリー］200g　［ごぼう］240g　［なす］160g　［えのき］90g　［しょうが］50g　［レタス］330g　［タマネギ］230g　［モロヘイヤ］150g　＊海藻ですが［生ワカメ］225g

ファイトケミカル野菜
9食分を準備

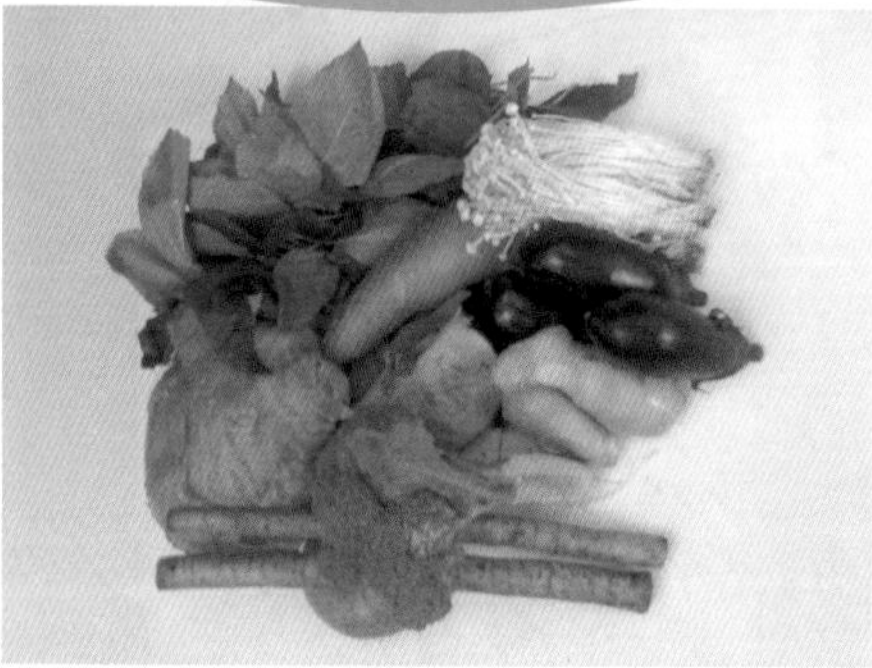

葉物野菜はできるだけ新鮮なものを揃えます。全体によく水洗いしておきます。

野菜の切り方

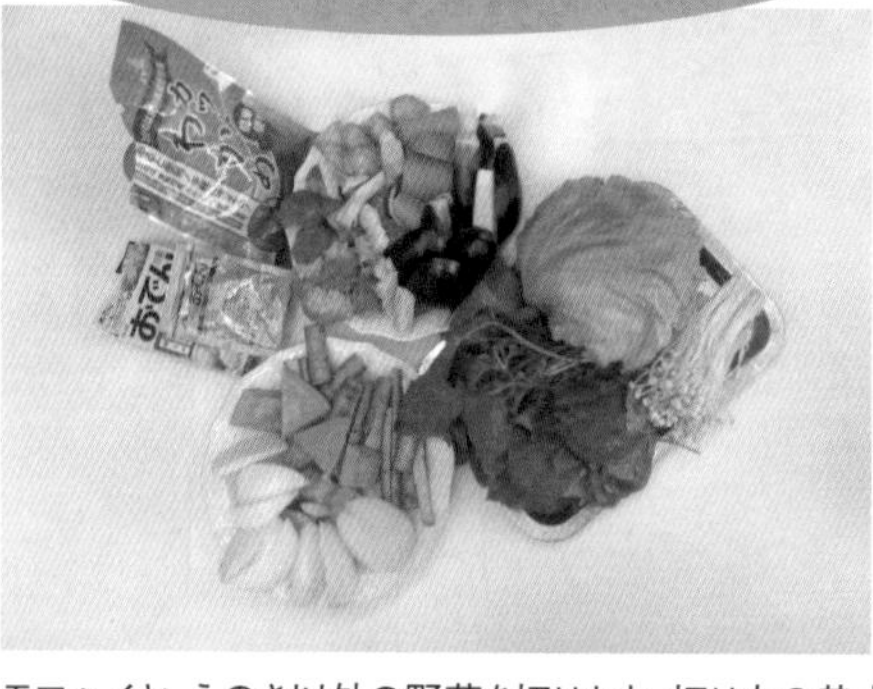

レタス、モロヘイヤ、えのき以外の野菜を切ります。切り方の基本は、出来上がったスープを9つのターパー容器に均等に分けやすくするため、それぞれの野菜を9分割するのが目安です。千切りにはしないでください。レタス、モロヘイヤ、えのきは手でちぎって圧力鍋に入れます。
味付けは和風、中華風、インド風など好みで選んでください(写真は「おでんの素」)

圧力釜へ野菜を仕込む

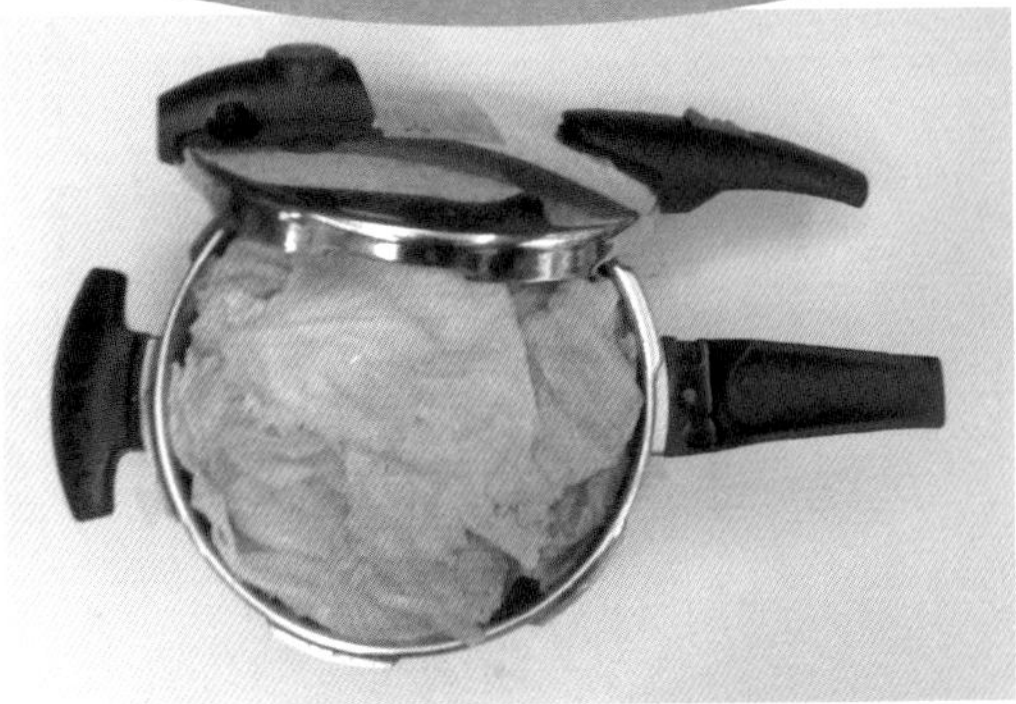

まず、切った野菜を圧力鍋に入れます。その次にお好みの味付け材料を加えます。最後にレタス、えのき、モロヘイヤを手でちぎって入れます。過熱時間の目安は20分くらいです。

出来たスープを9等分して保存

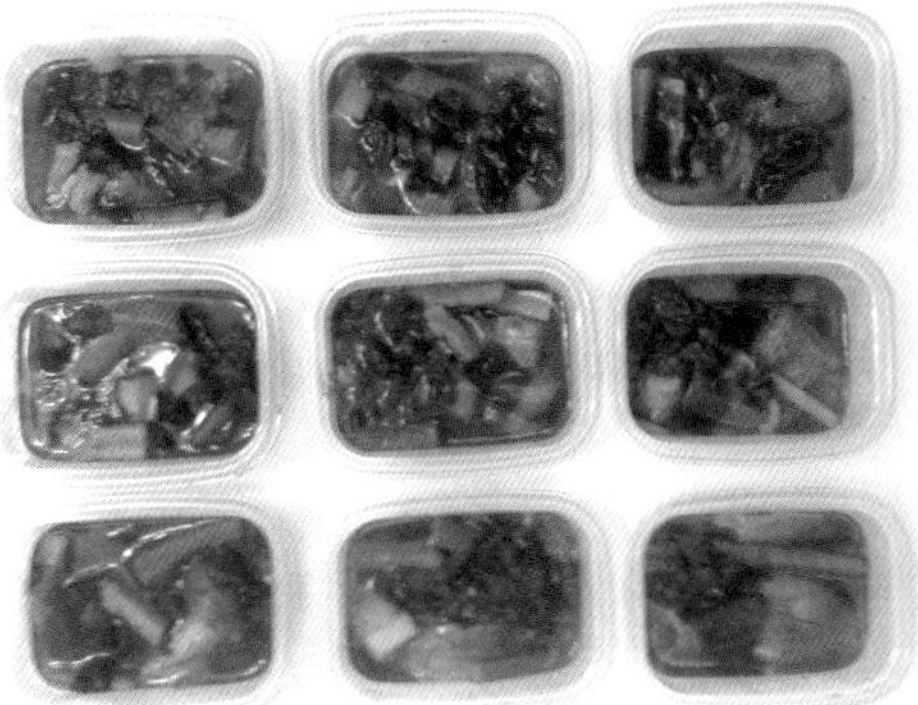

9つのタッパー容器を準備しておき、具材がそれぞれ均等になるように入れて冷蔵庫に保管します。毎食時、タッパー容器1個ずつのスープをそのまま食べるか、温めて食べます。

朝食メニュー例

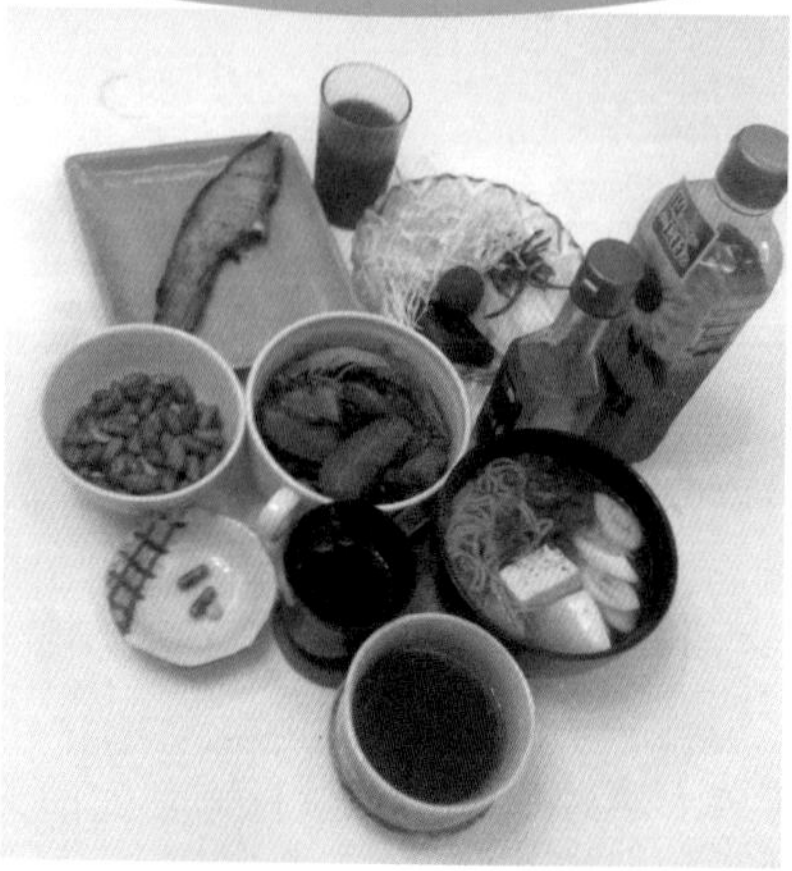

朝食のメニューの例を挙げておきます。ファイトケミカル・スープ、豆腐、焼鮭、サラダ(ドレッシング:ひまわり油・えごま油)、ジュース、ビタミンBとビタミンC(サプリ)、お茶・コーヒー

サラダ

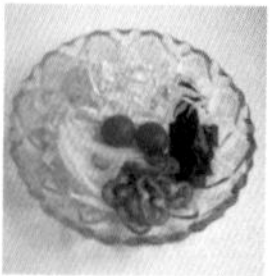

わかめ・ピーマン・ミニトマト・キャベツ

枝豆

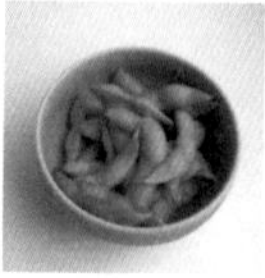

たんぱく源

油

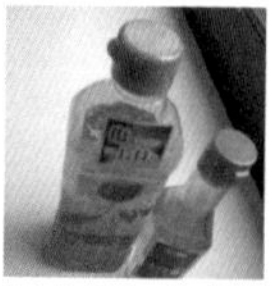

ひまわり油・えごま油(小さじ一杯)

ピーナッツ

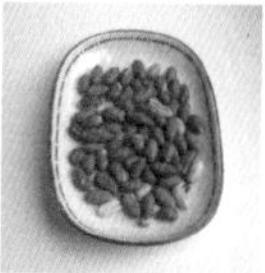

オレイン酸・リノール酸

みそ汁

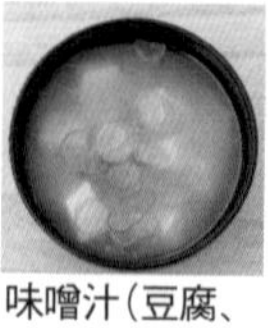

味噌汁(豆腐、ねぎ等)

お茶

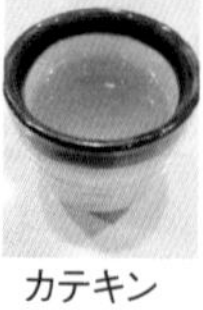

カテキン

コーヒー

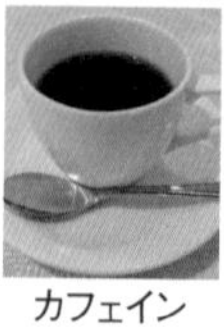

カフェイン

ビタミン

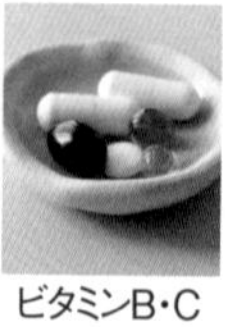

ビタミンB・C(サプリ)

魚

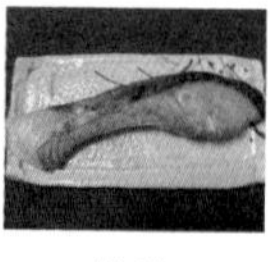

焼鮭

おわりに

本書はこれまでの老化防止（アンチエイジング）に対する最先端の研究に基づきながら、誰でもすぐに実践できるようにまとめた手引き書です。

私（笠井）は２０１８年から５年間、周東寛先生のご指導を受けながら、越谷市市民活動センターで老化防止（アンチエイジング）の講義を続けてきました。５年間の累計受講者数は数千人に及びます。今後も、この活動を続けていけば、本書で紹介した若返り実践法に取り組むことで介護を受けずに健康長寿できる方が増えていくと確信しています。

しかし、高齢化が進み、要介護の割合は高くなる一方です。講義だけでは間に合わないという思いが強くなり、本を出版してもっと広く老化防止の実践法を紹介しようと考えました。

この実践法は、老化に関する最先端の研究成果を踏まえて私自身（笠井）はもちろん、「アンチエイジング実践会」に参加された方たちが実際に実行して確かめたものです。

たとえば、本文で述べたように「タバコを止める」「炭水化物（糖質）を控える」「酒を止める」といったことは、それらがごく当たり前の生活習慣になっていた方にとってはけっこうハードルが高いものです。しかし老化防止は、それらを毎日続けられたご褒美として与えられるものです。

一般的に50歳を過ぎたころから、白内障、耳鳴り、舌とくちびるの痺れ、手や足や顔のしわやしびれ、足の指の無感覚、頻尿、下痢・便秘、疲れやすい、あちこちが痛む、高脂血症、糖尿病、高血圧などの老化現象が現れ、進行していきます。歳のせいだとそのままにしていると、さまざまな病気が発症してきます。

老化は治せる病気であることに気づき、本書にある6つの若返り実践法を活用していただくと、このような老化現象が緩和され、若返っていきます。82歳を過ぎた私は50歳の若さを手に入れました。

アンチエイジング実践会が主催する講義の受講者からは「介護される祖父母・

父母・友人を助けるのに何が必要か理解できました」「この実践法が本になれば、もっと多くの介護される人、介護する人を幸せにできると思います」「ラジオ体操や踵落とし、スクワットなどがどのように老化防止（アンチエイジング）に役立つのかがよくわかりました」といった声も寄せられています。

人生100年といわれますが、この本が健康人生100年を全うする手助けになることを願ってやみません。

最後に、本書の出版にはたくさんの方々のご協力がありました。

越谷市はクラウドファンディングによる支援事業を行っています。それは、「魅力的なふるさとづくりに資する活動を行うNPO法人等の市民活動団体の日々の公益的な活動等を支援します。それによって行政との協働によるまちづくりに資するため、クラウドファンディングを通じて寄附を募集し、集まった寄附金を支援事業交付金として団体へ交付します」というものです。

アンチエイジング実践会も、このクラウドファンディングによる支援を受けました。具体的には、2022年9月1日から2022年11月30日までクラウドファンディングによる寄付の募集が実施され、越谷市の対象12団体中、最高額を集めることができました。お陰様で、本の出版を実現することができました。寄付していただきましてすべての方々に心より感謝申し上げます。

また、本書の筆者にとことん向き合い、読者の心に届く本を製作することに〝こだわり〟をもって好意的にご協力くださった総合出版コスモ21の山崎優社長に厚く御礼を申し上げます。お陰様で本書は、全国書店や公式オンラインショップ（楽天ブックス、Ａｍａｚｏｎ等）で広く販売されます。

さらに、越谷市内において市民活動として継続されてきた「アンチエイジング実践会」の事業に対して協賛、後援、協力、情報提供等を通じて、市民活動としての発展・向上にご尽力をいただいている「こしがや市民活動連合会」の松原千廣会長に心より感謝申し上げます。

そして最後に、共著者として本書の出版にご尽力してくださった医療法人健身会理事長の周東寛先生に感謝申し上げます。

アンチエイジング実践会代表　笠井忠夫

【参考文献】

『病気にならない食事療法』(周東寛　講談社)
『男性ホルモン補充療法　新ミトコンドリア実臨床』(周東寛　ICI出版)
周東寛ZOOM講演１－３
DR.周東寛チャンネル『ミトコンドリアの重要性と周辺知識』
『老いなき世界』(デビット・A・シンクレア　東洋経済新報社)
ｅ-ヘルスネット(厚生労働省)
ｅ-健康づくりネット(厚生労働省)
健康・医療生活習慣病予防(厚生労働省)
『日本の長寿村・短命村－緑黄野菜・海藻・大豆の食習慣が決める』(近藤正二　サンロード)
『医者が教える食事術 最強の教科書－20万人を診てわかった医学的に正しい食べ方』(牧田 善二　ダイヤモンド社発行)
『老けたくないならAGEを減らしなさい』(牧田善二　SBクリエイティブ)
『老化は治せる』(後藤　真　集英社)
『ヒトはどうして死ぬのか－死の遺伝子の謎』(田沼靖一　幻冬舎新書)
『老化はなぜ進むのか』(近藤祥司　講談社)
『抗がん剤の世界的権威が直伝！　最強の野菜スープ』(前田 浩　マキノ出版)
『ガンにならない３つの食習慣―ファイトケミカルで健康になる』(高橋　弘　SBクリエイティブ)

アンチエイジング実践会

アンチエイジング実践会は埼玉県越谷市の市民活動団体として2018年に設立されました。それ以来5年間、老化を防ぎ、健康長寿を目指す「アンチエイジング」の知識を広める活動を行っています。

常に先進的な医学情報を探りながら、より高い実践効果を探求し続けています。参加者の評価は高く、人気のある団体として活動を続けています。

活動目標は、医療関係者の協力も得ながら、アンチエイジングの知識をより確実に市民に広めて実践を促すことです。それによって老化を防ぎ、生活習慣病で寝たきりにならない健康長寿社会の実現を目指しています。同時に、すでに約1300万人にいるといわれる介護される方、介護する方への支援の輪を広めることを目指しています。

こうした活動の積み重ねにより、何より市民一人一人が健康で長生きでき、幸せな人生を送ることができる手助けができればと考えています。

当会の活動にご関心のある方は下記へご連絡ください。

アンチエイジング実践会

〒343-0816　埼玉県越谷市弥生町16番1号
越谷ツインシティBシティ5階
越谷市市民活動支援センター・メールボックスNo10
電話090-9320-2714　FAX050-3730-5466
https://koshigaya-activity-support.info/archives/32783
E-Mail:Antiaging10k@gmail.com

【著者プロフィール】

［笠井忠夫（かさい　ただお）］

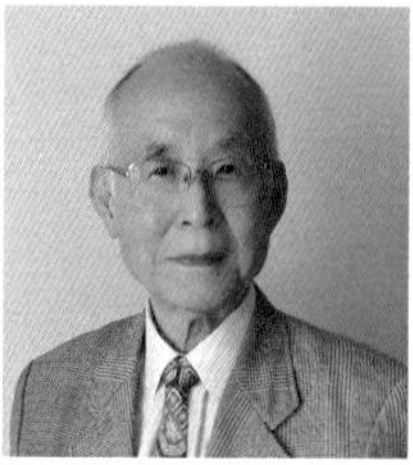

1940年生まれ。

2015年に高血圧が発覚し、240台まで高くなり、医師から薬の服用をすすめられる。しかし、薬は細胞を壊死させ、老化を早めるため、薬に頼らない方法を探求しはじめる。

老化防止に関する最先端の研究成果を調べるなかで、「人は自然の摂理で老化し、寿命が来たら永眠するのではない、『老化は治療できる病気である』」ことを学び、強烈な衝撃を受ける。

医師の助言も受けながら老化防止の実践に取り込むことで240台の血圧は120台に下がる。

その体験を機に、老化防止（アンチエイジング）を市民活動として広めることで社会貢献しようと考え、2018年に埼玉県越谷市の市民活動登録ボランティア団体として「アンチエイジング実践会」を設立し活動を開始し、代表を務める。

「老けない人はあなたと違うものを食べている」というテーマで講座を開催したところ超満員となる。「老けない」というテーマに関する中高年層の関心の高さを実感。それ以来開く講座はいつも満員。講座の開催とともに広報活動を行いながら、とくに食事改善のための実践活動に力を入れる。講座への参加者はすでに数千人におよぶ。

［周東　寛（しゅうとう　ひろし）］

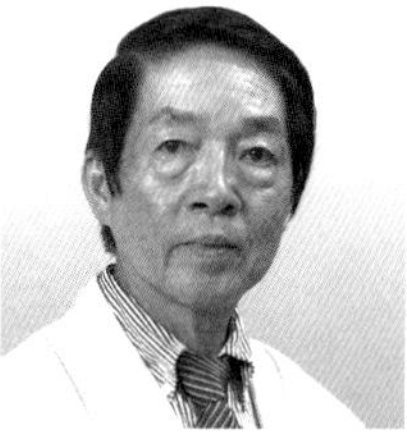

1952生まれ。1978年昭和大学医学部卒。昭和大学藤が丘病院などを経て1986年自らの医療方針を実現するため駅ビル医院「せんげん台」を開院し、1990年に医療法人健身会を設立して理事長に就任。2003年には南越谷健身会クリニックを開院。昭和大学藤が丘病院兼任講師。テレビやラジオ出演多数。
中国医学、漢方、食事療法に精通し、西洋医学に東洋医学を取り入れた「早期発見、早期治療、予防医学により健康寿命を延ばす」ことを重視して、医療活動とともに食事指導や栄養指導、運動指導などを行う。また「老化症候群」の早期発見と治療を唱え、「老化による病気を治療すると元気になる」ことを目指した医療に重きを置いている。日本呼吸学会、日本アレルギー学会、日本内科学会、日本登用医学会などに所属。
70冊以上の著書があるが、主な著書として『病気にならない食事療法』（講談社）『男性ホルモン補充療法　新ミトコンドリア実臨床』『亜鉛はミトコンドリアの源である』（以上ICI出版）『楽しく歌うだけで脳が若返る』（コスモ21）『健康の真髄』（共著　コスモ21）等多数。周東寛ZOOM講演会1-3、Dr.周東寛チャンネル『ミトコンドリアの重要性と周辺知識』等の情報発信。

最先端・老化研究の新常識
「老化は治せる病気」6つの若返り実践法

2023年5月24日　第1刷発行
2024年5月20日　第4刷発行

監修者――周東 寛

著　者――笠井忠夫　周東 寛

発行人――山崎 優

発行所――コスモ21
〒171-0021　東京都豊島区西池袋2-39-6-8F
☎03(3988)3911
FAX03(3988)7062
URL https://www.cos21.com/

印刷・製本――中央精版印刷株式会社

定価はカバーに表示してあります。

ISBN978-4-87795-426-0 C0030